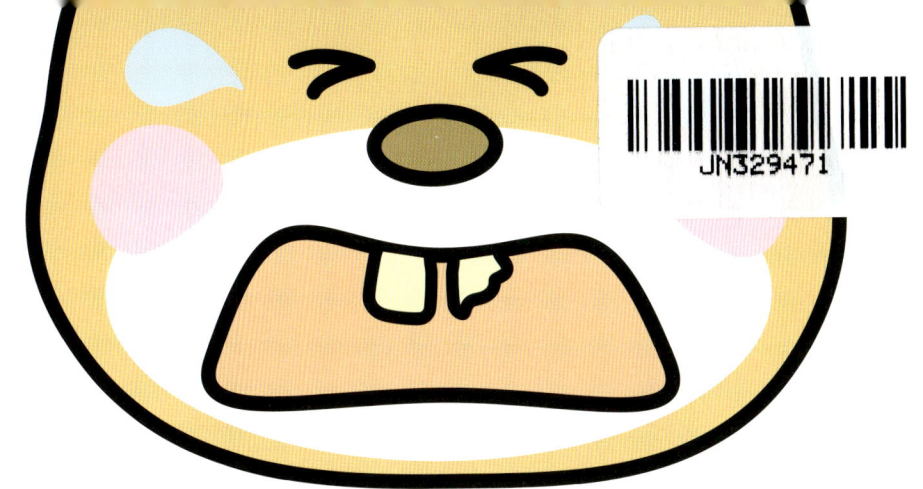

保育者が知っておきたい
子どもの歯と口の病気
― その対応と予防 ―

鶴見大学歯学部教授
朝田芳信

学建書院

はじめに

　「むし歯の洪水」といわれた 1970 年代から 40 年以上が経過した現在，社会全体としてむし歯予防に対する意識が向上し，子どもの口腔環境も大きく改善されました．しかしながら，むし歯の有病者率が全体として低下するなか，3 歳から 5 歳にかけて，その割合が著しく増加している点が注目され，その要因の 1 つとして保育環境の格差が指摘されています．さらには，むし歯の二極化あるいは社会環境的格差が生じ始めています．

　これからの子どもの歯と口の健康を守るには，むし歯予防だけではなく，口の機能や食育の推進など，いろいろな面に目を向けなければなりません．そのため，保育者には子どもの歯と口の健康を維持するための多くの知識とスキルが求められるようになりました．

　子どもの頃に身についた歯と口の衛生習慣は，生涯を通じて維持され，全身の健康づくりに大きく貢献するといわれています．本書は，保育者に子どもの歯と口の健康づくりを進める上での正しい知識と考え方を知っていただき，子どもを見守り育ててほしいとの思いで執筆しました．

　ぜひ，保育者による「気づきの目」で，「適切な対応」を行い，子どもの健康と安全を守ってもらいたいものです．そのための情報源として，本書をご活用いただければ幸いです．そして，お母さん方には，少しでも不安を取り除き，育児の楽しみを実感してもらいたいと願っています．

2013 年 7 月

朝田　芳信

もくじ

1. 保育とむし歯

1　最新のむし歯事情　　　　　2
2　母乳とむし歯　　　　　　　4
3　離乳期は育児の難所　　　　6
4　卒乳と感染の窓　　　　　　8
5　イオン飲料とむし歯　　　 10
6　口腔バイオフィルムの知識　12
7　年齢からみたむし歯　　　 14
8　むし歯と遺伝　　　　　　 16
9　子どもの酸蝕症　　　　　 18

2. むし歯予防

1　歯磨き準備期　　　　　　 22
2　1歳6か月以降の歯磨きのコツ
　　　　　　　　　　　　　　24
3　歯磨きの習慣化　　　　　 26
4　歯ブラシの選び方や持ち方　28
5　保護者による仕上げ磨き　 30
6　フッ化物配合歯磨剤の使い方
　　　　　　　　　　　　　　32
7　フッ化物洗口　　　　　　 34
8　乳幼児期の間食　　　　　 36
9　上手な菓子の与え方　　　 38
10　代用糖の応用　　　　　　40
11　6歳臼歯のむし歯予防　　 42
12　歯は大切な臓器　　　　　44
13　シーラントについて　　　46

3. 口腔の機能

1	口の癖	50
2	おしゃぶりの考え方	52
3	指しゃぶりについて	54
4	口呼吸と口唇閉鎖不全	56
5	舌の位置と歯並び	58
6	幼児期前半の反対咬合	60
7	前歯の歯並びのすき間の意味	62
8	歯の交換期	64
9	子どもの歯ぎしり	66
10	子どもの顎関節症	68
11	ことばの発達と歯科とのかかわり	70
12	ことばの問題と歯科的支援	72

4. 歯科からみた食育の推進

1	歯の萌出からみた離乳食・幼児食の与え方	76
2	食べ方について	78
3	歯やあごの発育と硬いものを噛むこと	80

5. 子どもの虐待と歯科

1 被虐待児にみられる歯科的所見　84

6. 現場でおきやすい事故とその対応

1 乳歯が陥没した場合の対応　88
2 乳歯が欠けた場合の対応　90
3 乳歯の根が折れたかどうかの見極め方　92
4 乳歯が抜けてしまった場合の対応　94
5 家庭や園で起こる偶発事故　96

7. 保育者が知っていて ほしい歯や口の病気 14

1	リガフェーデ病	*100*
2	ヘルペス性歯肉口内炎	*101*
3	口角炎（口角びらん）	*102*
4	上唇小帯付着位置異常	*103*
5	舌小帯短縮症	*104*
6	萌出性囊胞	*105*
7	歯肉囊胞（上皮真珠）	*106*
8	粘液囊胞	*107*
9	歯肉膿瘍	*108*
10	口腔カンジダ症（鵞口瘡）	*109*
11	癒合歯	*110*
12	低位乳歯	*111*
13	エナメル質形成不全症	*112*
14	象牙質形成不全症	*113*

1

保育とむし歯

1

最新のむし歯事情

　社会全体としてむし歯予防に対する意識が向上し，1人の子どもがもつむし歯の本数は減少し，その程度も一昔前に比べ軽症化しています．

　しかし，最近の調査では，全体としてむし歯をもつ子どもの割合が低下するなか，3歳から5歳にかけて，その割合が著しく増加している点が注目されています．

　むし歯をもつ子どもの割合を調査からみてみますと，平成11年は，3歳児36.4％，5歳児64％，平成17年は，3歳児24.4％，5歳児60.5％，平成23年は3歳児25％，5歳児50％と，すべての調査で3歳から5歳で25％以上の増加がみられます．

　その要因の1つとして保育環境の格差が指摘されています．とくに，保育園では，それぞれの園によって口腔保健に対する取り組みは大きく異なっており，その実態はあまりはっきりしていません．

　母子保健に対する考え方は，時代や社会構造，疾病構造の変化とともに変わっていきます．21世紀に入り，子どもの「こころの健康」の問題や，親の「育児不安」が増加しているといわれています．歯や口の健康づくりを通じて，子どもの心身の健全な発育と子育て環境をよりよいものとし，お母さん方には育児の楽しみを実感してもらいたいものです．

園での対応

　子どもたちにとって身近な存在であり，かつ1日のなかでもっとも長く接する保育者が，口腔保健に関する正しい知識を身につけることはとても重要です．ただ知識としてしまっておくのではなく，その知識を実践に生かすことがより大切だといえます．

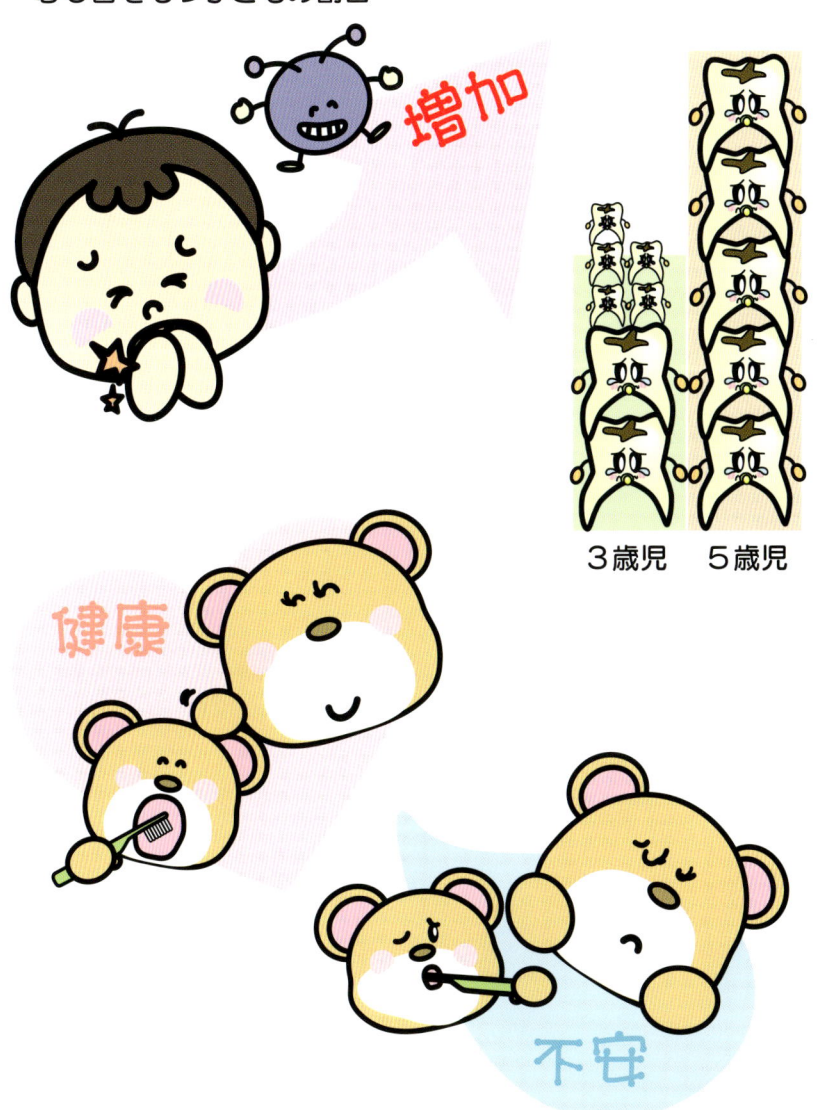

1 保育とむし歯

2

母乳とむし歯

　母乳は，乳首を上あごに押しつけ，しごくようにして飲むため，上の前歯に母乳が付着しやすく，飲みながら眠ってしまうと唾液の分泌量が減るため，自浄作用が働きません．

　それに対して，下の前歯は舌で覆われているため，母乳の付着が少なく，唾液によっても洗い流されます．

　そのため，上の歯にむし歯があるのに，下の歯にむし歯がないという特徴的な様子がみられます．その症状から，むし歯の原因が母乳（哺乳ビンも同様）かどうかを見極めることは比較的容易なことです（写真➡）．

　では，母乳保育の子どもは，必ずむし歯になるのでしょうか．

　いいえ．母乳だけではむし歯にはなりません．

　歯が生えるとすぐ，むし歯の原因菌である「ミュータンス菌」が歯の表面に定着します．このミュータンス菌が，歯の表面についた母乳や離乳食の食物残渣の中に含まれる糖質（ショ糖）を栄養源として酸をつくり，エナメル質を溶かしてむし歯にするのです．

　では，このミュータンス菌はどこからやってくるのでしょうか．

　お母さんの口からが約4割，次にお父さん，保育者からくることもあります．育児に関わるすべての人が，自身の口の中の環境を整えることで，子どものむし歯予防につながります．

保護者へのアドバイス

> 　1歳前後は上下の前歯しか生えていないため，歯並びにはすき間があり，むし歯になりにくい状態といえます．この時期にむし歯がみられるということは，離乳食や哺乳ビンによる糖質の過剰摂取が疑われます．そのため，保護者への適切なアドバイスが必要になります．

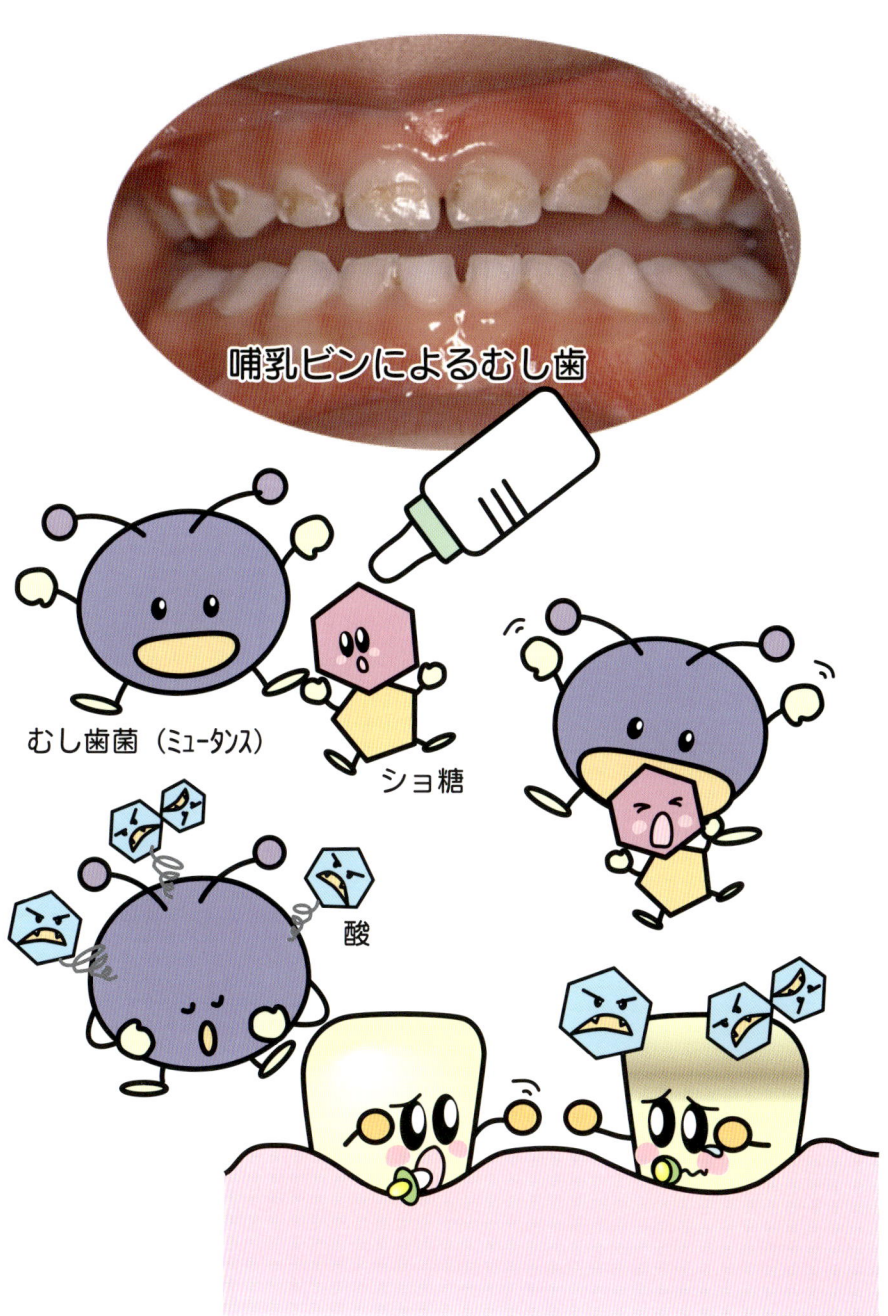

3

離乳期は育児の難所

　離乳は乳汁栄養から固形栄養への移行過程であり，お母さんにとっては「育児の難所」といえます．

　赤ちゃんにとっては，飲むから食べる，呼吸しながら飲むから息を止めて飲み込むという大きな切り替えをしなければなりません．

　まさに，離乳期は吸って飲むという行為と，噛んで飲み込む行為（摂食・嚥下）との両刀使いの時期なのです．

　この難所を乗り切ることができるのは，口の奥（咽頭）とのど（喉頭）との距離の増加（喉頭下降）や，歯の萌出があげられます．切り替えが上手にいかない場合には，丸呑みになってしまったり，むせたり，食べるのを嫌がったりします．

　お母さんは苦労するかもしれませんが，比べ保育は禁物です．ほかの赤ちゃんと比べるのではなく，子どもの発育に合った育児を心がけ，離乳期を乗り切りましょう．

子どもの様子をチェックする

　1～2歳は，食べる機能の発達期で，その機能は学習することで備わります．しかし，学習ができているか否かは，リアルタイムにはわかりません．はっきりするのは小学校入学以降ですが，3歳から5歳が最初のチェックポイントになります．

　3歳を過ぎたころから，子どもの食べる様子をよく観察してください．乳歯がすべて生えそろう時期なので，食べ物の種類や量，食べ方が3歳以前に比べ，飛躍的に上手になります．そのため，集団生活のなかで，食べる様子がほかの子どもと違うことに気づきやすくなります．つまり，保育者の気づきが大切であり，はやい時期に食べるトレーニングを行えば，正しい機能を身につけることが可能になるのです．

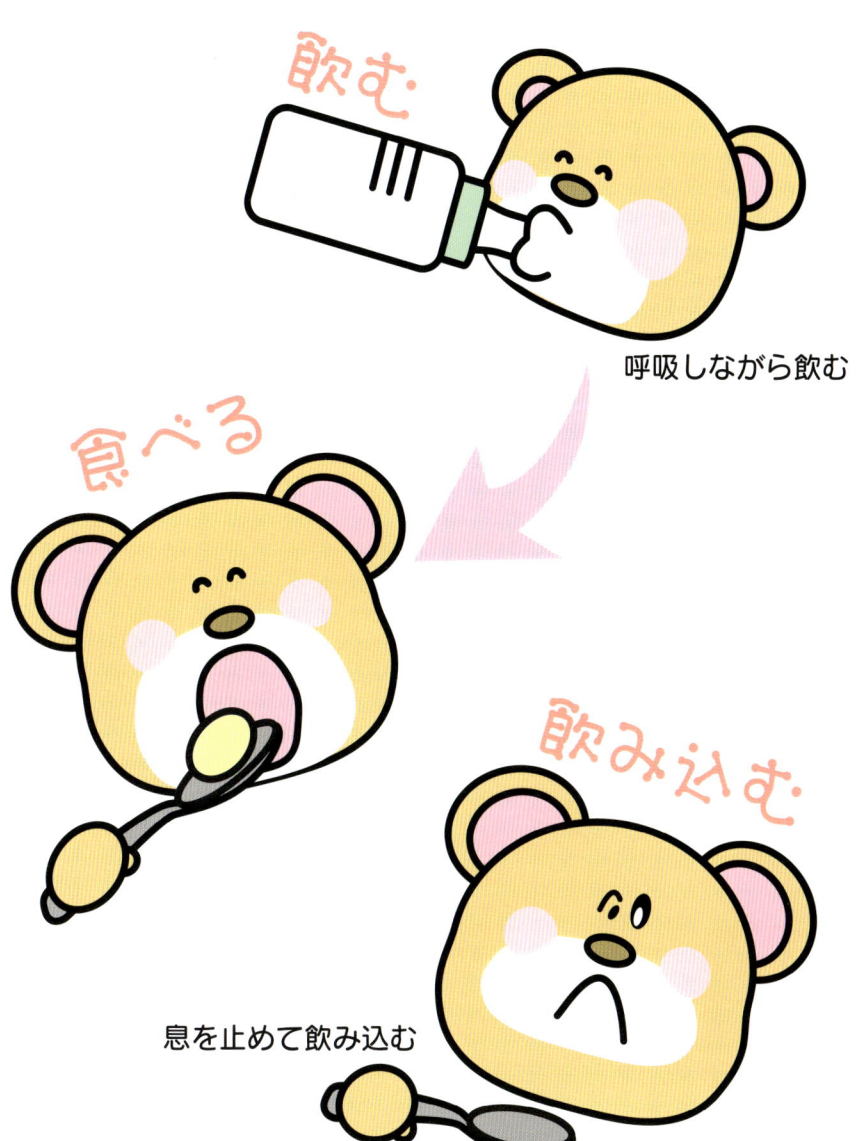

1 保育とむし歯

4

卒乳と感染の窓

　厚生労働省のガイドラインによれば，卒乳は 18 か月を目安にすることになっています．この 18 か月という時期は歯科にとっても大きな意味をもっています．

　18 か月になると奥歯が生え，全部で 16 本の乳歯が生えそろいます．つまり，奥歯で食べ物をすりつぶせる機能が備わるのです．

　この時期に，乳汁や，歯ぐきで押しつぶせる固さの食べ物ばかりを与えていると，咀嚼機能が育たず，噛まないことが普通になってしまいます．いわゆる「噛めない子」の予備軍になります．

　また，この時期は，子どもの口の中にも大きな変化がみられます．

　むし歯の原因となるミュータンス菌やソブリヌス菌が口の中に定着しやすくなるのです．

　事実，卒乳が遅れている子どもの多くは，夜間の哺乳ビン使用が残るといわれていますので，むし歯が定着しやすい生後 19 か月（1 歳 7 か月）から 31 か月（2 歳 7 か月）の時期は，まるで窓を開け放ったかのように集中的にむし歯菌が感染することが，臨床研究によって明らかになっています．そのことから専門家は，この時期を「感染の窓」と呼んでいます．

　つまり，むし歯菌が急増する前に，卒乳を完了しておくことは，むし歯予防の点からも理にかなっています．

　しかし，現実的には 18 か月で線を引くことは難しく，子どもの保育環境に合わせた対応が必要です．そして，お母さんばかりでなく，保育者も口の中を清潔に保ち，子どもたちへむし歯菌を感染させないという意識をもつことが大切です．

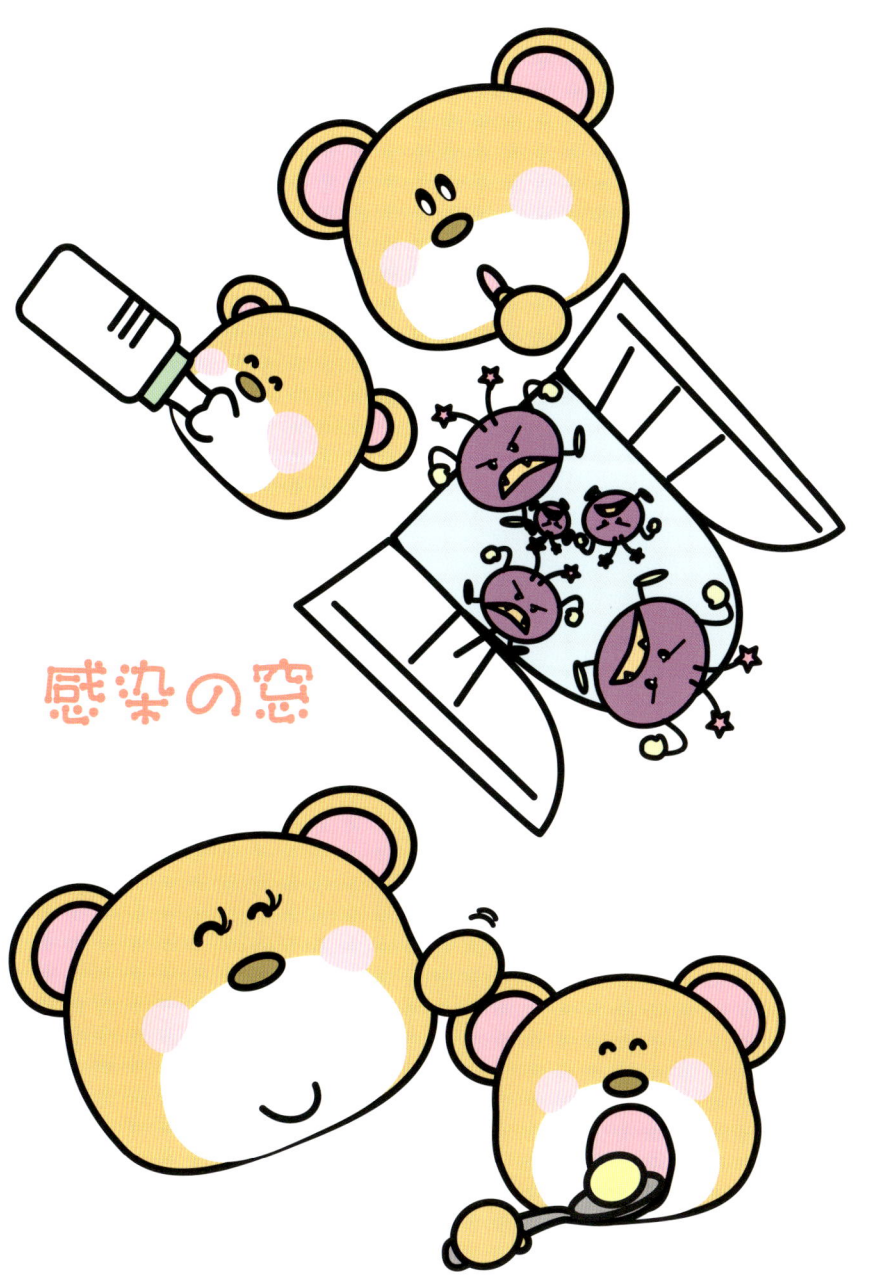

5

イオン飲料とむし歯

　多くのお母さんは，イオン飲料はからだによいと考えています．確かに，下痢や嘔吐による軽度の脱水には有効です．しかし普通の食事をしている乳幼児にイオン飲料を与えると電解質が多くなり，のどが渇きやすく，イオン飲料をいつも飲んでいなければならない状態になります．また，甘味が強いため，習慣になりやすいのです．

　さらに，イオン飲料は酸性度が高い（pH 3.6～4.6）ため，習慣的に飲んでいるとエナメル質が溶けだし，口腔清掃状態が悪い場合には，すぐにむし歯になってしまいます．

　イオン飲料の習慣化を防ぐためには，次のことに気をつけましょう．

① 極端に汗をかいたとき以外は，水を与える．
② イオン飲料を水代わりにしない．
③ 下痢や嘔吐でイオン飲料を飲ませたときは，症状が軽快したら，イオン飲料の代わりに水を飲ませるようにする．
④ 寝る前や寝ながらイオン飲料を与えない．とくに，哺乳ビンに入れて飲ませない．

子どもの様子をチェックする

　本来，むし歯になりにくい下の前歯がむし歯になっている子どもがいたら，イオン飲料の飲み方が原因かもしれません．園での生活のなかで，ぜひ下の前歯にむし歯があるかどうかを観察してください．

　黒褐色に変色していたり，歯に穴があいているだけがむし歯ではありません．歯の表面がツルツルではなく，くすんでいて白く濁ったようなエナメル質もむし歯の初期です．いちはやく危険信号を察知し，保護者と連携をはかって，むし歯の重症化やイオン飲料の習慣化を防ぎましょう．

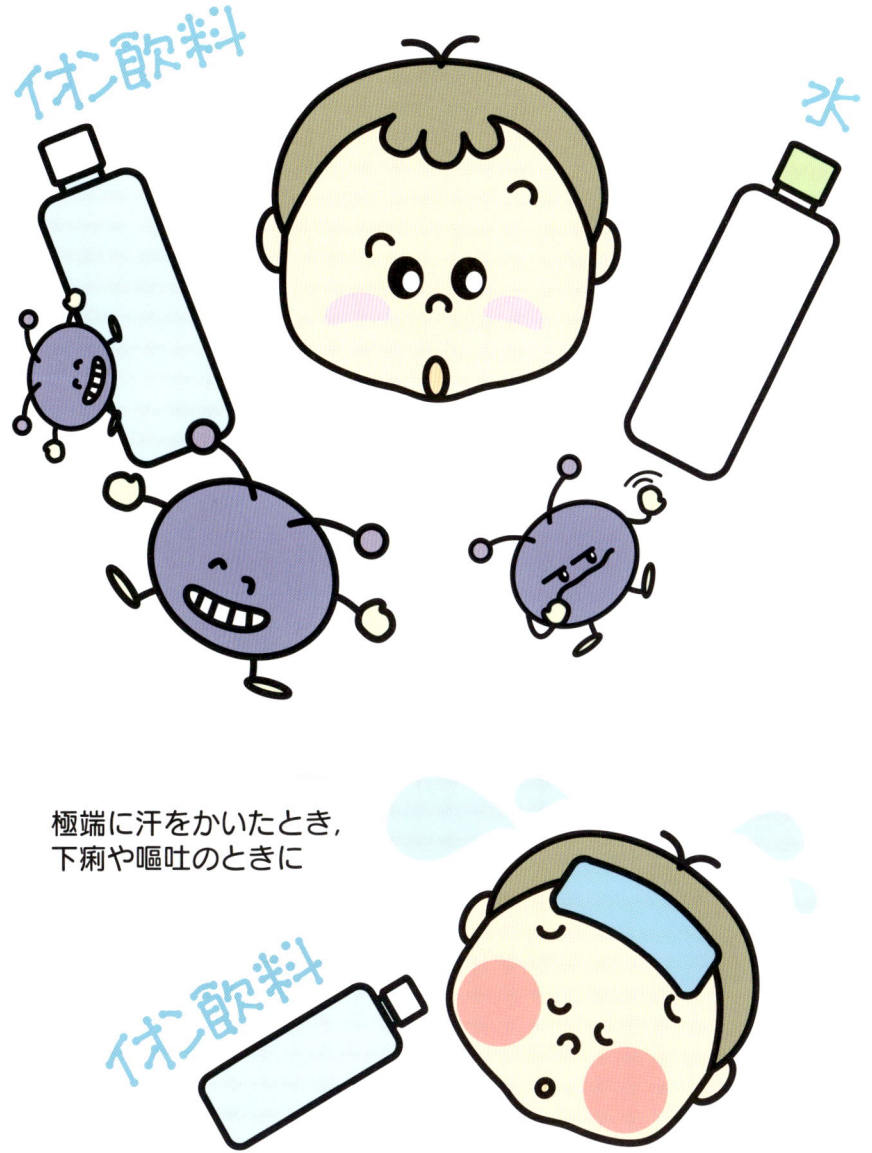

1 保育とむし歯

6

口腔バイオフィルムの知識

　むし歯と歯周病は，口腔バイオフィルム感染症の代表といえます．
　この聞きなれないバイオフィルムとは，何でしょう．
　バイオフィルムは，むし歯菌や歯周病菌が仲間とくっつき合ってつくった，自分たちを守る集合住宅で，デンタルプラークとも呼ばれるものです．仲間とくっつき，外からの攻撃に強い環境をつくり，その中で増殖し続け，むし歯や歯周病を引き起こすのです．
　歯や歯の根の表面は，皮膚などと違い新陳代謝がありません．そして，やっかいなことにバイオフィルムの中の細菌を薬で退治することは難しいのです．それは，バイオフィルムの中は細菌が固まり，層をなしていて，薬が浸透しにくいためです．
　さらに，バイオフィルムの中には代謝の低い休眠細菌が存在します．休眠細菌は，抗菌薬の攻撃から生き残り，抗菌薬の濃度が低下したところで，また増殖をはじめるという恐るべき機能をもっているのです．

保護者へのアドバイス

　口腔バイオフィルムは，子どもの口の中でもつくられます．そして，バイオフィルムを完全に除去するためには，歯科医院での専門的なクリーニングが必要になります．
　いつも同じところに磨き残しがあれば，当然バイオフィルムができてしまうため，むし歯の原因になります．そのため，保護者には仕上げ磨きの大切さを伝えてください（→p.30"保護者による仕上げ磨き"参照）．

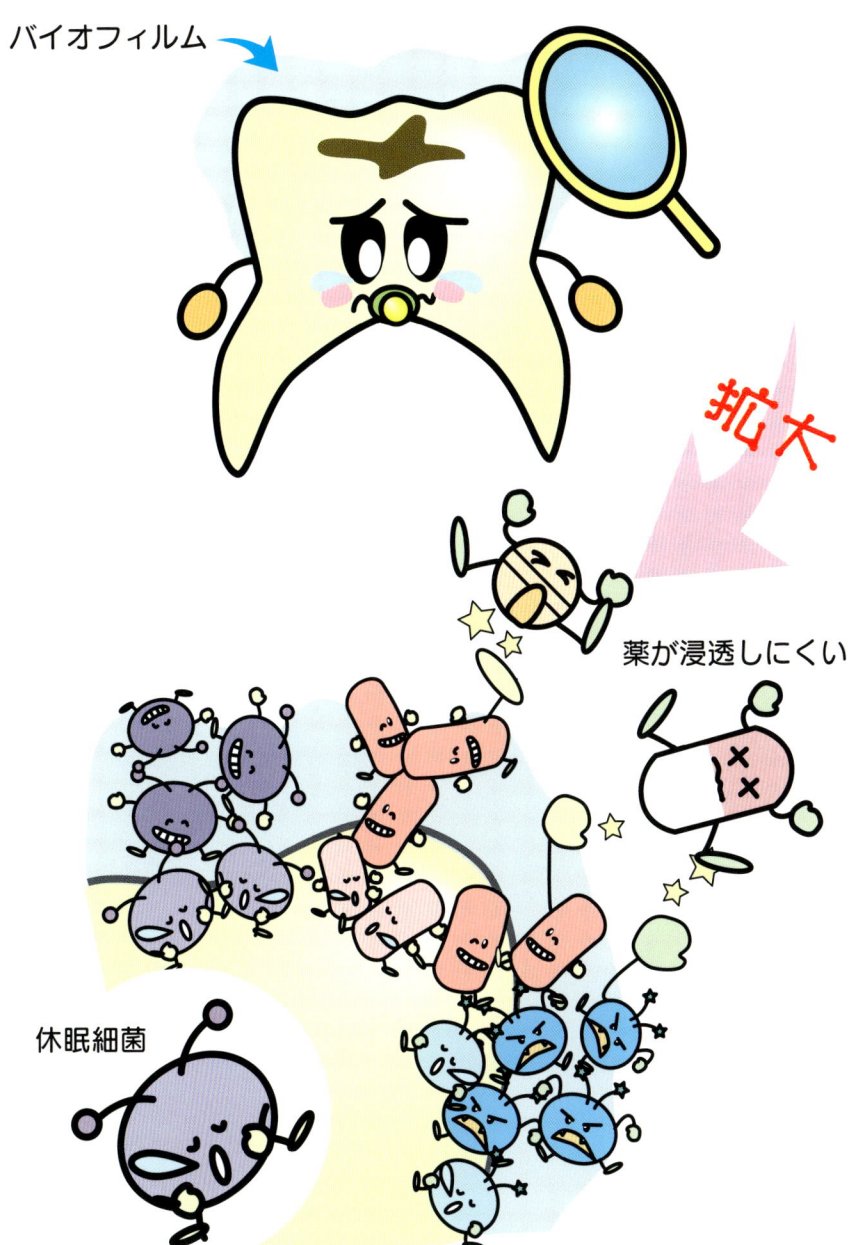

7

年齢からみたむし歯

　むし歯ができやすい場所は，年齢と歯の生え方で変わります．
　1～2歳では，前歯の外側（唇側）や隣接面にむし歯ができやすく，上の前歯が下の前歯よりむし歯になりやすいのです．その理由は，下の前歯は唾液による自浄作用が働きますが，上の前歯はその作用が働きにくいからです．
　0～2歳までは，とくに上の前歯を丁寧に磨きましょう．ただし，神経質になることはありません．1日に1回の丁寧な歯磨きを心がけましょう．
　2歳後半から3歳までは，奥歯の溝がむし歯になりやすいため，歯磨きをするときには，まず奥歯の溝からはじめましょう．
　そして4～5歳では，奥歯の歯と歯の間にむし歯ができやすくなります．
　仕上げ磨きは，むし歯のできやすい場所を知ったうえで行うと効果的です．
　もちろん，歯磨きだけでは，むし歯予防は完ぺきとはいえません．食生活習慣やフッ化物の応用による歯質の強化など，多方面からの対策によって，むし歯が予防できることを忘れないでほしいものです．

保護者へのアドバイス

　すべての年齢を通じて，就寝前の歯磨きがもっとも大切であることを保護者へ伝えてください．就寝前にしっかりした歯磨きとフッ化物の塗布を実践することで，再石灰化を促進し，丈夫な歯をつくることができます．
　就寝中は唾液の分泌量が低下するため，フッ化物の濃度を一定に保つことができ，かつ食物摂取がないため唾液のpHもほぼ一定に保たれていることから，効率的にフッ素を歯に取り込むことができるのです．

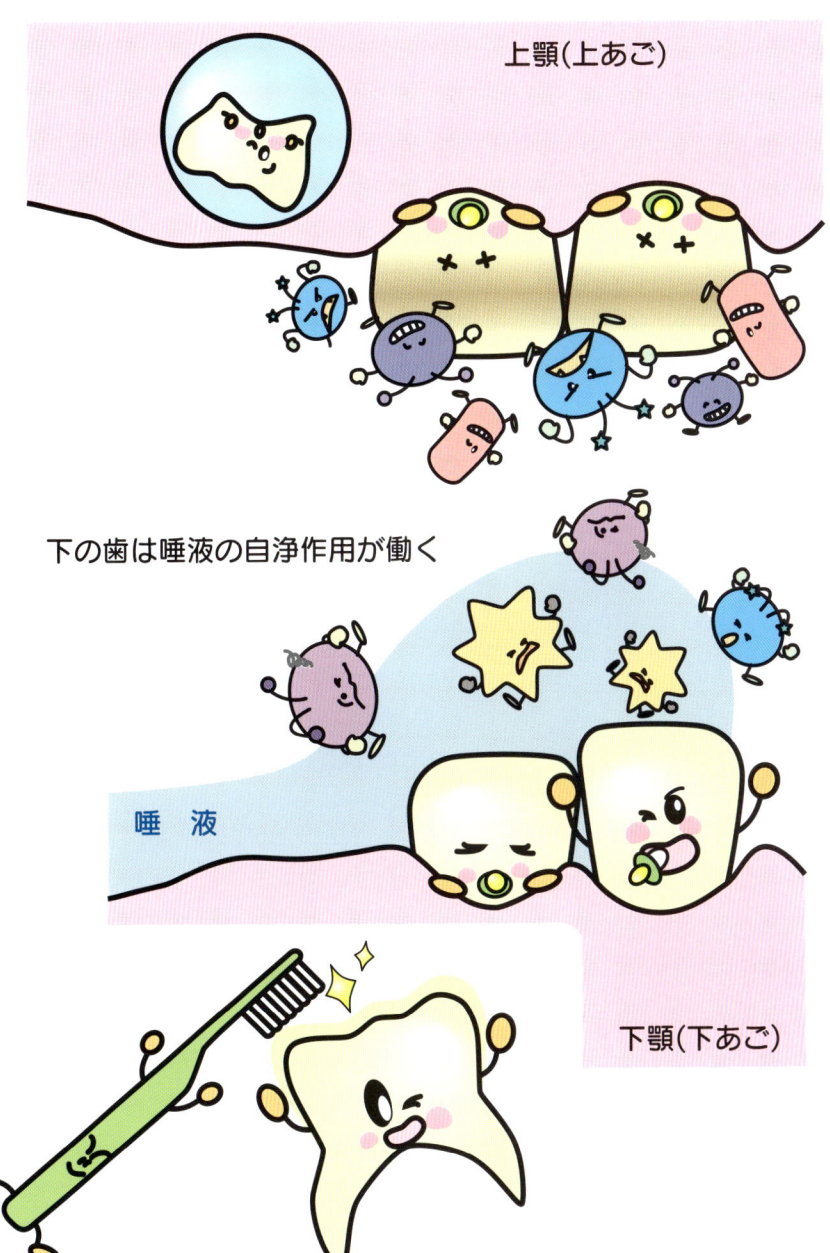

1 保育とむし歯

8

むし歯と遺伝

　むし歯の成り立ちに遺伝がかかわっていると感じている人は少なくないはずです．では，具体的に「何が遺伝するのか」と聞かれると，その答えに窮してしまいます．

　むし歯はバイオフィルム感染症であり，その成り立ちには宿主（歯質や唾液の成分），微生物（ミュータンス菌など），口腔環境（食物）の3つの因子が大きくかかわっています．そのなかでも，とくに歯の性質や唾液の成分などは遺伝と深くかかわっていると考えられています．

　しかし，むし歯は多因子の疾患といわれるように，遺伝要因だけを切り離して考えることは難しく，今日まで，むし歯と遺伝との関係を明らかにすることはできませんでした．つまり，糖尿病，高血圧，肥満などの生活習慣病の成り立ちと同じように，一般集団における罹患率が高く，メンデルの法則に従わないためです．

　しかし最近，むし歯のなりやすさが遺伝とかかわっていることが証明されました．現時点ではまだ，どの遺伝子を調べればむし歯になりやすいのか，あるいはなりにくいのかを診断することはできませんが，近い将来，ある遺伝子を調べることで，「一般の人よりも10倍あるいは20倍程度むし歯になりやすいです」という表現のリスク診断が可能になるでしょう．

保護者へのアドバイス

　同じように育てている兄弟や姉妹でも，むし歯のなりやすさに違いがあることを経験し，戸惑っているお母さんは少なくないでしょう．そのようなときには，保育者からお母さんに「むし歯と遺伝」の話題を提供することで，お母さん方の悩みをいくらかでも軽減できるかもしれません．

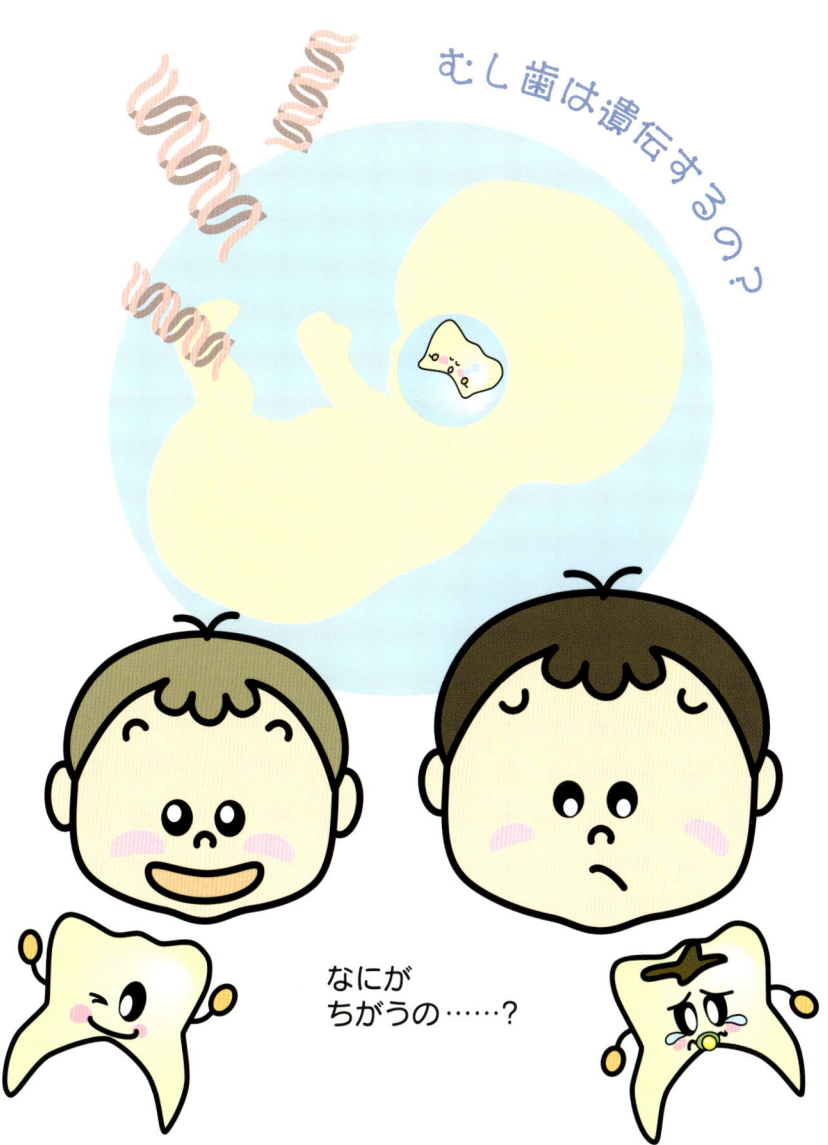

1 保育とむし歯

9

子どもの酸蝕症

　酸蝕症という言葉を聞いてもあまりピンとこない保育者も多いでしょう．
　酸蝕症は酸を取り扱う職業の方にみられますが，近年，私たちの身近にも起こる問題として注目されています．
　とくに，子どもは，乳歯や生えたての永久歯をもつことから，酸蝕症の進行が成人に比べてはやいという特徴があります．
　実際，子どもの酸蝕症は増加傾向にあります．その背景には，
① 子どものむし歯が減り，酸によって溶けている歯が見分けやすくなったこと．
② 子どもの生活習慣が大きく変化し，いつでも，どこでも炭酸飲料やイオン飲料を購入できること．
③ 健康志向の影響から，果汁飲料の消費が伸びていること．
があげられます．果汁飲料，炭酸飲料，イオン飲料に共通するのが，pH が低いことと，習慣化しやすいことです．

保護者へのアドバイス

　むし歯であれば，歯の変色や穴があいていることで気づくことができますが，酸蝕歯を見分けるには注意深い観察が必要です．毎日長い時間接している保育者であれば，その違いに気づくことは可能です．
　酸蝕歯の特徴は，口の中が比較的清潔でありながら，前歯の切端が溶けている（写真➡），前歯の切端が透けている（透明感），奥歯の溝ではないところにくぼみが点在するなどです．
　これらの歯に気づいたときには，①酸性飲料の摂取量や摂取方法に気をつけること，②よく噛んで唾液の分泌を促進させること，③十分な睡眠をとることが大切で，酸でダメージを受けた歯の再石灰化が可能となることを保護者へ伝えましょう．

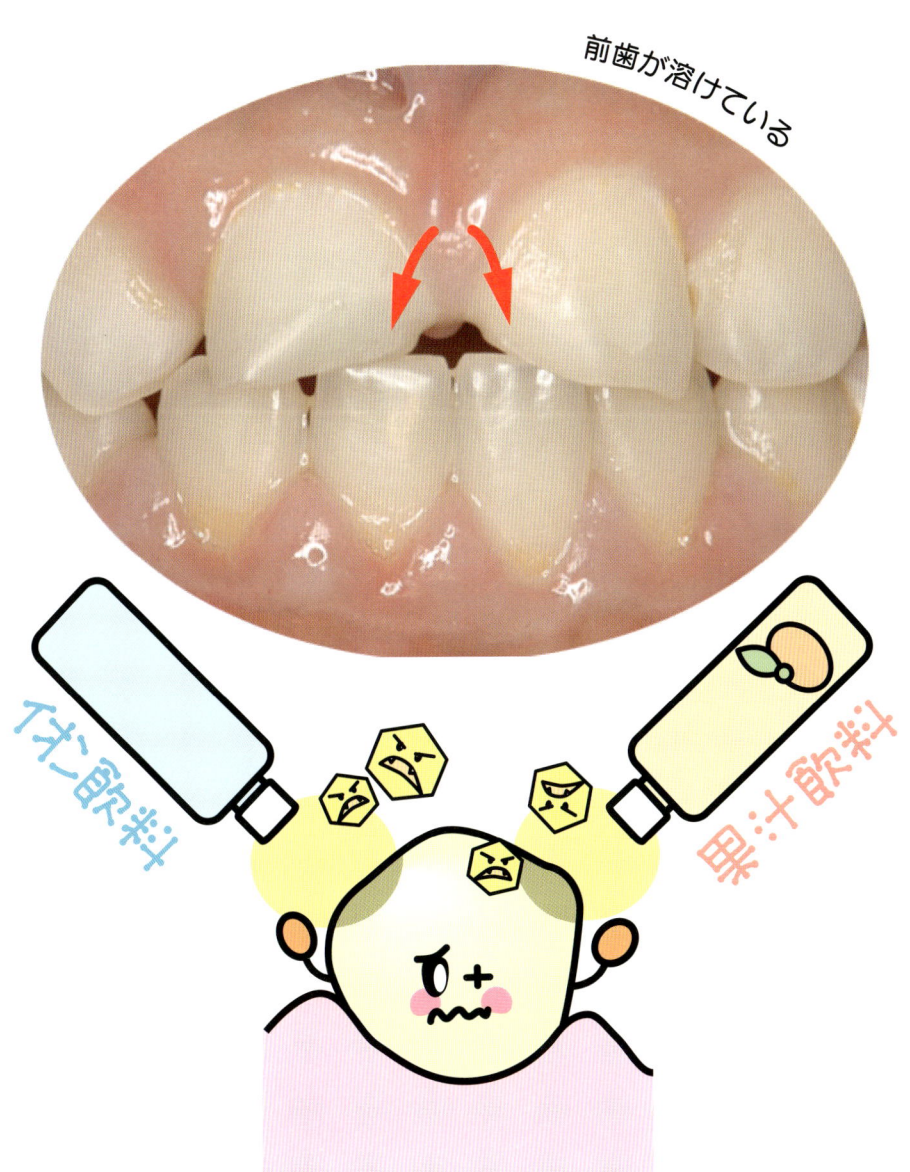

1 保育とむし歯

2

むし歯予防

1

歯磨き準備期

　歯磨きを嫌がる子どもを前に，日々奮闘しているお母さんは多いはずです．正しい知識を身につけて，問題解決の糸口をみつけましょう．

　まず，「歯磨き準備期」をご存知でしょうか．

　歯のないときには歯磨きは必要ありませんが，歯磨き準備期として重要な意味があります．

　乳児では，乳首以外のものを排除しようとする反射（舌突出反射）があり，その反射は4～5か月ころに弱くなり，6か月ころにはなくなります．

　この反射が消えるころになると，衣類やおもちゃなどをなめたり，しゃぶったりする行為がよくみられるようになります．この時期が歯磨き受け入れ準備期です．口のまわりや口の中をよく触るようにしましょう．

　これらの行為がないまま，歯が生える8か月ころに，いきなり一番敏感な口の中を歯ブラシでゴシゴシされたら，子どもでなくてもびっくりしてしまいますね．どんな行為でも，必ず段階を踏むことが大切です．

　ただし，歯が生えはじめたころからいきなり歯ブラシを使うことはおすすめしません．上下の前歯が生えそろう1歳ころまでは，ガーゼや綿棒による清拭（ふきとること）でよいでしょう．1歳を過ぎたころから，歯の清拭に加え，歯ブラシの感触に慣れさせましょう．

保護者へのアドバイス

　子どもの歯磨きがお母さんのストレスにならないよう，保育者として適切なアドバイスをしてください．1歳を過ぎても嫌がるときには，ガーゼや綿棒による清拭でも構いません．気持ちに余裕をもつことが大切です．

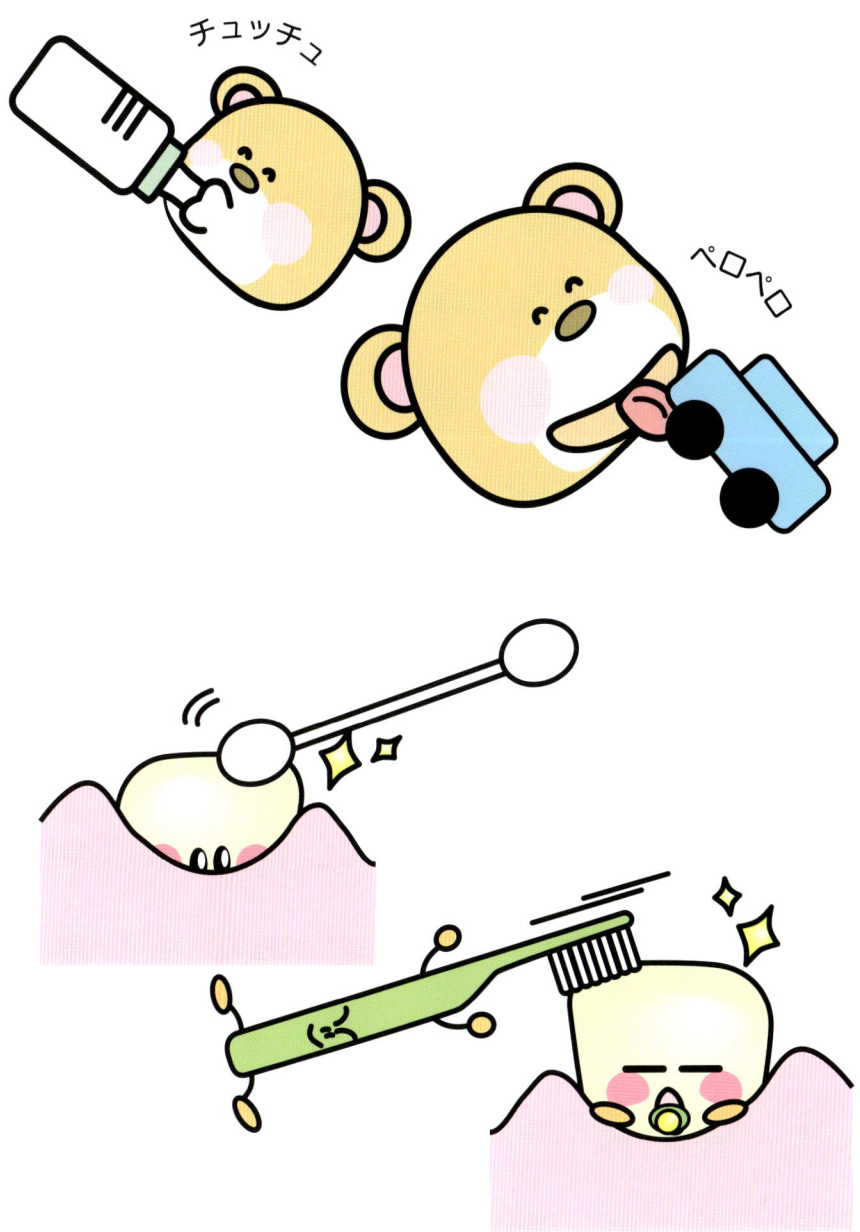

2 むし歯予防

2

1歳6か月以降の歯磨きのコツ

　1歳6か月ころには奥歯が生えはじめるので，必ず歯ブラシによる清掃が必要になります．歯が生えそろう2～3歳児での歯磨きを嫌がる理由は，赤ちゃんが嫌がる理由とは異なるため注意が必要です．

　3歳になっても，乳歯の奥歯が生えていない子どもは珍しくはありません．口の中をしっかりチェックせず歯磨きをしていると，歯の生えていないところを一生懸命磨いているということにもなりかねません．その結果，粘膜を傷つけることになり，子どもにとってはつらいものです．また，毛先の広がった歯ブラシを使用すると歯ぐきを傷つけてしまいます．

　そして，急ぎ磨きは禁物です．嫌がるからはやく済ませようとすると，つい力が入りすぎたり，乱暴になってしまいます．

　あまり嫌がるようであれば，無理をせず，子どもの気持ちに寄り添う余裕が必要でしょう．ただし，嫌がれば歯磨きをしなくてもいいというマイナスの習慣がつかないためには，「この次は頑張ろうね」という言葉がけが大切になります．

　自己流では限界もあるため，ちょっとしたコツをつかむためには，専門家の指導を受けることが大切です．

保護者へのアドバイス

　時間もなく，専門家の指導を受けることができないお母さんのために，保育者によるワンポイントアドバイスは心強いものです．正しい歯磨きの知識をもとに，お母さんの悩みに手を差し伸べてほしいものです．

　3歳までは，寝かせ磨きが推奨されますが，ただ寝かせて磨けばよいのではなく，お母さんが座り，子どもの頭をお母さんの腹部につくようにすることがポイントです．

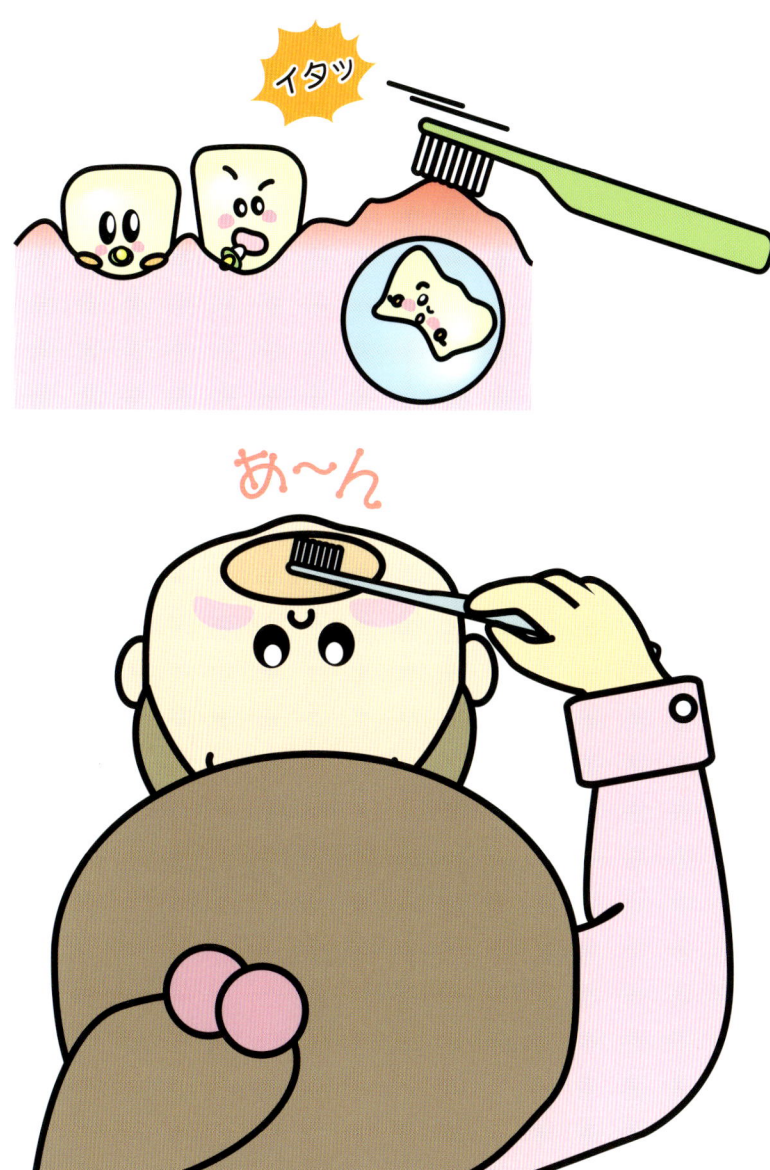

2 むし歯予防

3 歯磨きの習慣化

　歯磨き習慣をつけるには，繰り返し行うことが基本になります．親もいっしょに磨きながら，まず，子ども自身に磨かせて，その後に仕上げ磨きをしましょう．

　むし歯が心配で，親の仕上げ磨きだけで，子どもに歯磨きをさせないという話も耳にします．子どもの歯磨きと親の仕上げ磨きは，必ずセットで行い，その順番は変えないでください．

　そして，歯を磨く順序も大切です．

　①咬み合わせた状態で前歯を磨き，次に②下の奥歯，③上の奥歯の順にすすめます．続けて，④咬み合わせた状態で奥歯を磨き，最後に⑤上の前歯の裏側，⑥下の前歯の裏側を磨きます（写真➡）．

　子どもの歯磨き習慣をつけるには，家族の力が大きく，家族が子どもの前で楽しそうに歯磨きをしている姿は，小さな子どもにも十分に伝わります．

　歯磨き習慣をつける早道はありません．家族が協力して，子どもが楽しく歯磨きのできる環境をつくることが大切です．

保護者へのアドバイス

　保護者のなかには，歯磨き習慣づくりの一環として歯ブラシ遊びをさせている場合がありますが，これは厳禁です．歯ブラシを口に入れたまま転倒すると，歯ブラシが上あごや頬に突き刺さる大事故につながります．事実，そのような事故が増えているのです．歯ブラシ外傷については，保育者として，その特徴を理解し，保護者に予防策を伝えてほしいものです（→p.96 "家庭や園で起こる偶発事故" 参照）．

1 咬み合わせて前歯

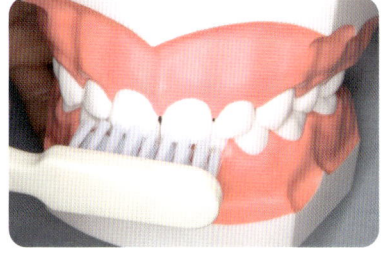

2 下の奥歯

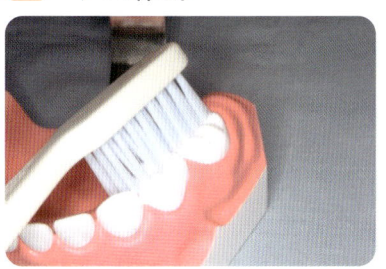

3 上の奥歯

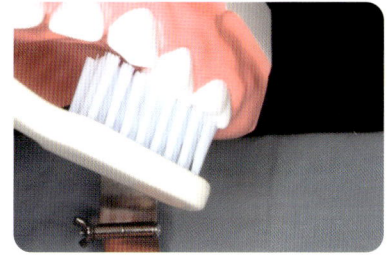

4 咬み合わせて奥歯

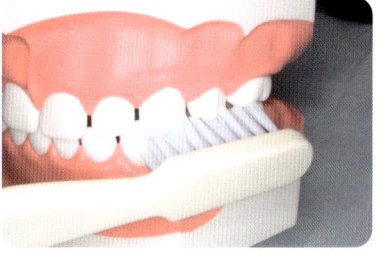

5 上の前歯の裏側

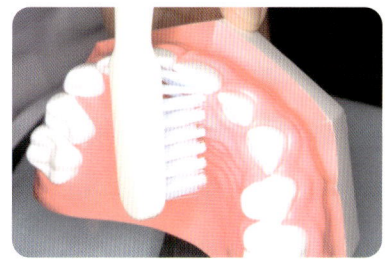

6 下の前歯の裏側

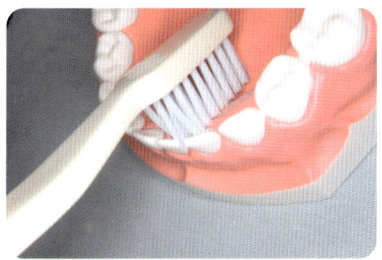

2 むし歯予防

4

歯ブラシの選び方や持ち方

　歯ブラシの選び方です．
　0〜3歳までの歯磨きは，保護者による仕上げ磨きが中心ですので，仕上げ磨き用歯ブラシとして，ヘッド部は毛が短く弾力があり，ネック部が少し長めのものを選びましょう．
　仕上げ磨き用歯ブラシを選ぶポイントは，磨くときに子どもが口を大きく開けなくても，歯がよく見えることです．
　そして，口の中をよく見て，歯だけをやさしく磨きましょう．歯ブラシの力加減も重要ですので，ペングリップの持ち方（鉛筆を持つときの持ち方）で磨いてください．
　一方で，子ども用の歯ブラシは，ヘッドが小さく，やや硬めでネックの短いものを選びます．一番の目的は歯磨きの習慣づくりですので，子どもが握りやすい，グリップが丸く太めのものを選びましょう．
　3歳を過ぎても，保護者の仕上げ磨きが大切です．このころには奥歯が生えそろうので，奥歯をしっかり磨くため，ヘッド部は 15 mm 程度で，毛足は短めのものを選びましょう．
　子どもが自分で磨くための歯ブラシは，歯磨きが上達してきますので，グリップはストレートで握りやすいものがよいでしょう．
　グリップの断面が円形のものは，歯ブラシをしているときの毛の抵抗で回転しやすく，上手に磨けないことがあります（写真➡）．

子どもの様子をチェックする

> 3歳を過ぎたら，子どもの歯磨きをよく観察し，歯ブラシの握り方や，歯磨き中にグリップ部で回転などの遊びがないかをチェックしてください．

正しいグリップを覚えましょう

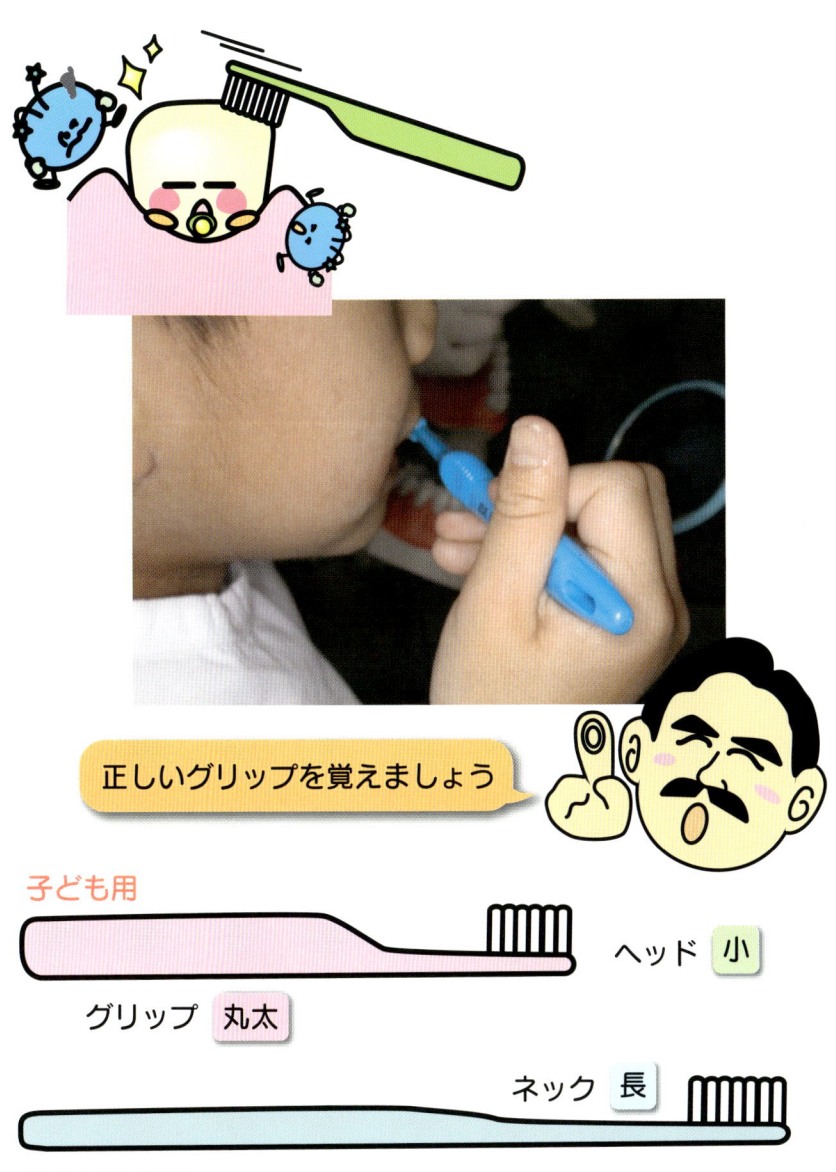

子ども用
ヘッド 小
グリップ 丸太

ネック 長
仕上げ磨き用

2 むし歯予防

5

保護者による仕上げ磨き

　少なくとも子どもが小学校に入るころまでは，子どもだけではちゃんと磨けていないと思って，毎日，仕上げ磨きをすることが大切です．
　では，いつまで仕上げ磨きをしたらいいのでしょうか．
　悩んでいるお母さんはたくさんいます．
　そこで，保護者からみた仕上げ磨きのポイントをあげます．
① 子どもの歯磨きをよく観察し，磨けていないところやむし歯になりやすいところ（→p.14 "年齢からみたむし歯" 参照）をチェックして磨く．
② 子どもの歯ブラシと仕上げ磨きの歯ブラシは，別のものを使用する．
　では，仕上げ磨きの卒業は？
　8歳ころまでは仕上げ磨きが必要です．子どもが歯磨きをしているとき，ひじと肩関節の動きを観察し，固定された状態で磨けていれば，もう安心です．8歳ころになると，歯磨きのときにひじや肩関節を動かすことなく歯磨きができ，歯ブラシの微細な動かし方ができるようになります（写真➡）．
　また，もっともむし歯になりやすい時期が，6歳臼歯が萌出してから2～3年間のため，この時期までは仕上げ磨きが重要です．子どもの歯磨きの動作をみて，仕上げ磨きの卒業時期を判断しましょう．

子どもの様子をチェックする

　園における歯磨きの実践は難しいものですが，歯磨きをする時間を設けている保育園であっても，仕上げをするところまでできている園はとても少ないでしょう．ぜひ，子どもたちの歯磨きの仕方を観察し，子どもの歯磨き熟達度を把握したうえで，家庭での仕上げ磨きの大切さを保護者へ伝えてもらいたいものです．

肩やひじを動かしてしまう

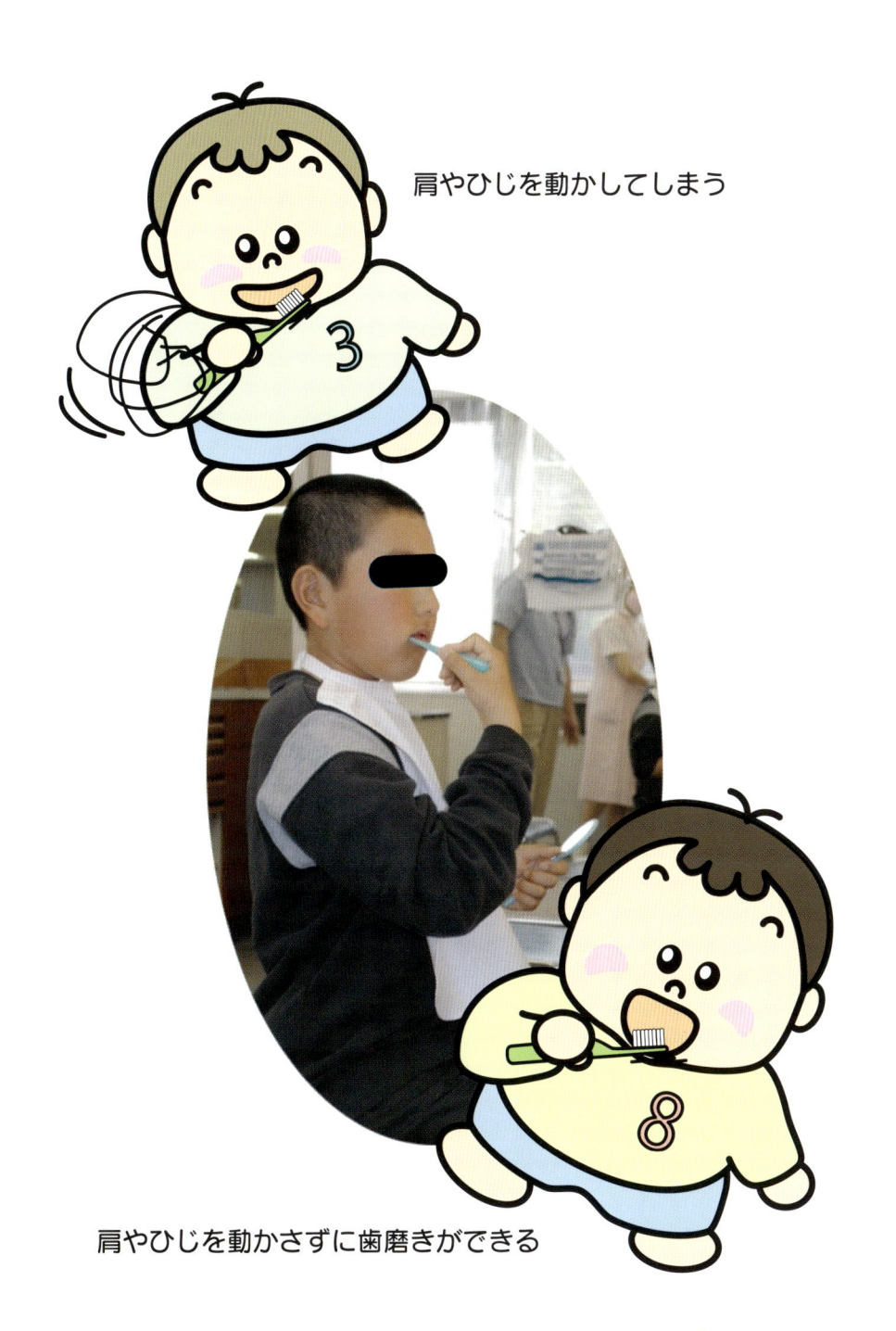

肩やひじを動かさずに歯磨きができる

2　むし歯予防

6

フッ化物配合歯磨剤の使い方

　歯磨剤を使用すると，歯磨剤に含まれている発泡剤や香料によって，口の中が泡だらけになったり，磨かないうちにさっぱりした感じになってしまい，ちゃんと磨けていない心配があります．

　まずは，歯磨剤をつけずに磨くことをおすすめします．

　具体的には，幼児期前半までは，寝かせ磨きを行い，うがいが上手にできないため，歯磨きペーストは使わないようにします．そしてうがいができる4歳ころからフッ化物配合の歯磨剤を使用しましょう．

　では，幼児期前半ではフッ化物をどのように用いたらよいのでしょうか．

　まず，水による歯磨きを丁寧にした後，市販のフッ化物歯面塗布用のジェル（または泡状，溶液）を歯ブラシにつけて磨く方法（ダブルブラッシング法）が推奨されます．とくに，就寝前のダブルブラッシング法は，再石灰化効果が高くなります（→p.14 "年齢からみたむし歯"参照）．

保護者へのアドバイス

　生涯を通じてフッ化物の応用は，有効なむし歯予防のツールです．低濃度でかつ長時間の曝露が有効なため，家庭で毎日行う歯磨剤によるフッ化物応用は重要です．より効果的な使用方法を知っておき，保護者への指導に役立ててください．

〈効果的な使用方法〉
① 歯ブラシには年齢に応じた量の歯磨剤をつける．
　 ペースト状歯磨剤の場合，3〜5歳5mm以下，6〜14歳1cm程度．
② 2〜3分間，歯磨剤による泡立ちを保つような歯磨きをする．
③ 歯磨剤は吐き出し，10〜15mLの水で数秒間ぶくぶくうがいをする．
④ ぶくぶくうがいは1回とする．その後1〜2時間は飲食をしない．

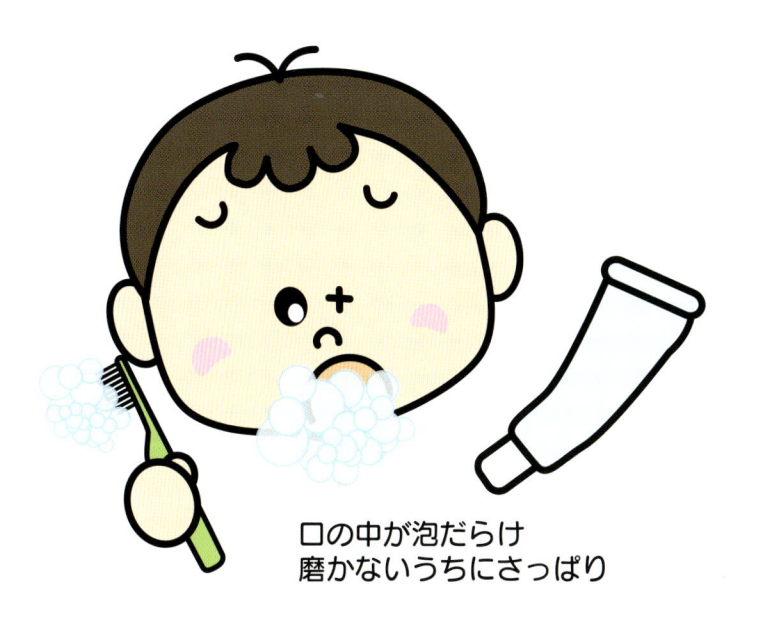

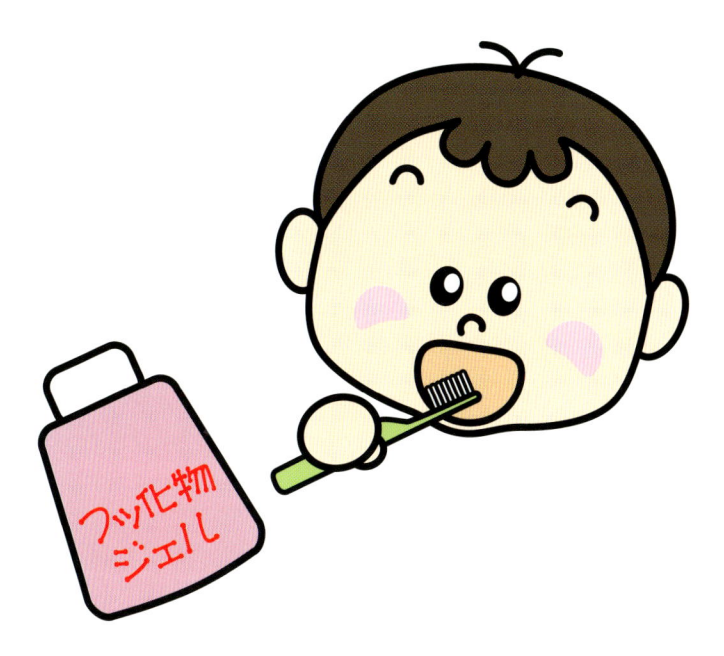

口の中が泡だらけ
磨かないうちにさっぱり

2　むし歯予防

7 フッ化物洗口

　成人とは違い，子どもには乳歯や永久歯が生えたばかりの時期があるため，フッ化物を応用したむし歯予防は大変効果的です．

　フッ化物洗口は，予防効果や安全性が高く，ホームケアでも集団でも応用でき，その効果は，歯質の強化やバイオフィルムの抑制だけではなく，口のまわりの筋肉の発育にもよい影響を与えます．

　フッ化物洗口は，うがいのできる4歳ころから開始し，15歳ころまで継続することで，乳歯および永久歯のむし歯予防に効果が発揮されます．

　洗口剤には顆粒タイプと液状タイプがあり，顆粒タイプは，水に溶かして使います．使い方は，薬液を口に含み，約30秒から1分間，薬液が十分に歯面にゆきわたるように洗口します．1回に口に含む量は，4～5歳児で5～7 mL，学童以上で10～12 mLが適量です．

園での指導

　フッ化物洗口のポイントは，ぶくぶくうがいができるかどうかです．そこで，うがいができるようになるための指導が重要になります．

　ステップ1（空気うがい）：①両頬を空気で5秒間膨らませる．②次に片側の頬だけを5秒間膨らませる．③左右の頬で交互に行うが，そのとき膨らんでいないほうの頬を手で押さえ，空気の移動を感じること．④この運動を左右交互に行い，最後に頬にためた空気を吐き出す．そのとき，舌を出すように吐き出す．

　ステップ2：①ステップ1と同じ動作を，実際に水を含んだ状態で5秒間行う．②ステップ1と同じ動作を，実際に水を含んだ状態で10秒間行う．③この動作を繰り返すことで，ぶくぶくうがいができるようになる．

　ステップ3：最終的にはフッ化物洗口時間である30秒間うがいができることを目標にする．

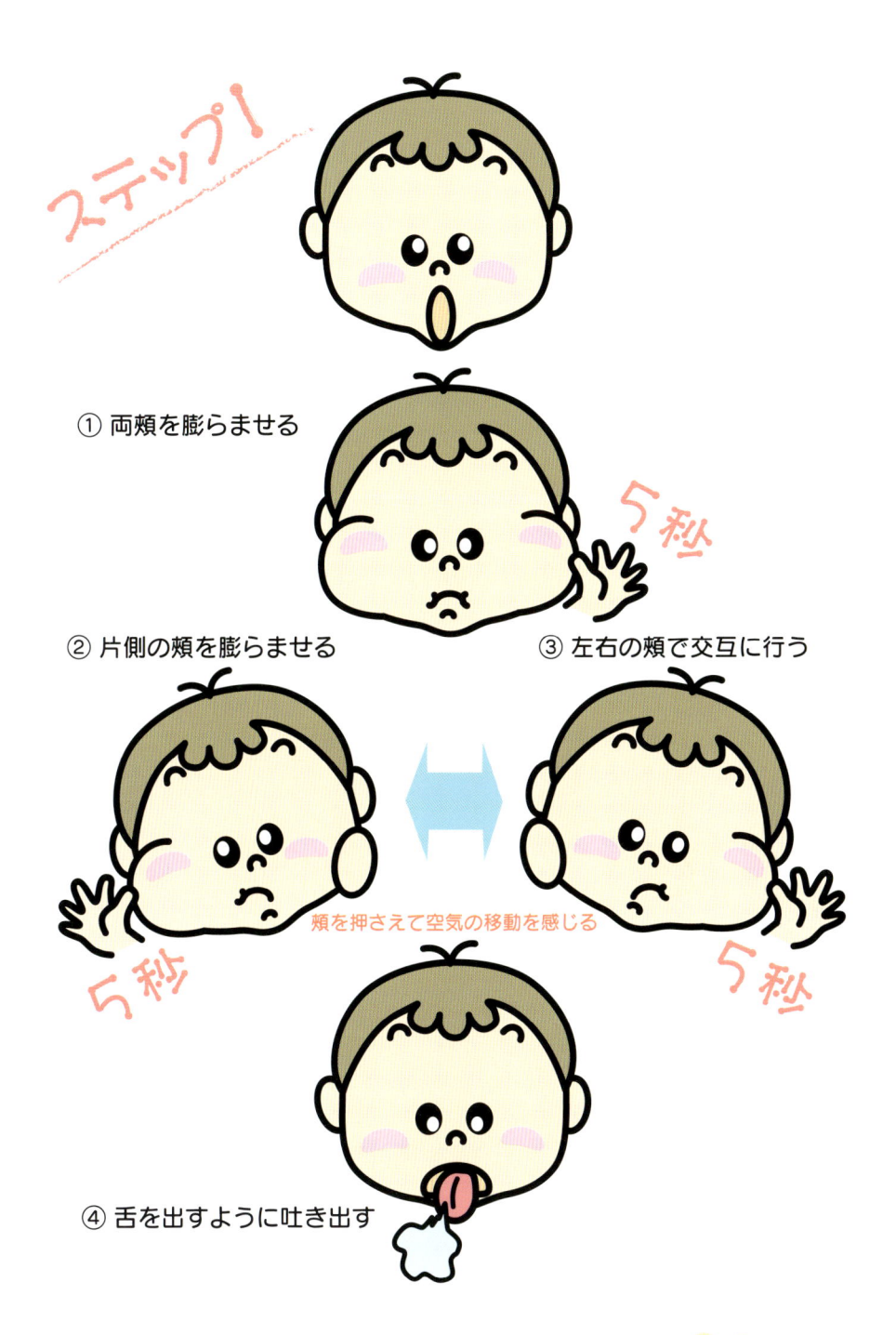

ステップ1

① 両頬を膨らませる

5秒

② 片側の頬を膨らませる　　③ 左右の頬で交互に行う

頬を押さえて空気の移動を感じる

5秒　　　　　　　　　　　　　　　　5秒

④ 舌を出すように吐き出す

2　むし歯予防

8

乳幼児期の間食

　発育のはやさに比べ，子どもの消化器は未熟で小さく，おとなのように1日3回だけの食事では，十分な栄養を摂取できないため，食事と食事の間に1～2回の間食が必要とされてきました．

　しかし，子どもを取り巻く生活環境の変化により，間食の考え方も変わってきていて，最近は間食の過剰摂取や高カロリー食の摂取による肥満が問題となっています．

　幼児期前半では，間食の夜間化が指摘されています．夜食（夕食後2時間以上経過してから寝るまでの間に食べること）をとる割合が，1歳児で40％，2歳児で34％，3歳児で33％との報告があります．

　夜食の問題点は，食生活リズムを乱すばかりか，歯磨きなどがおろそかになり，むし歯や歯肉炎の原因にもなることです．

　幼児期後半は，親が食事のしつけに関心がなく，手軽な菓子類をおやつに利用していると，菓子を中心とした食生活になってしまう可能性があります．

　市販の菓子類は，糖分や油脂が多く，高カロリー食であり，肥満の原因となるだけでなく，むし歯や歯肉炎の原因にもなります．そして，菓子による偏食の大きな問題点は，噛むことが苦手になり，咀嚼筋（噛むための筋肉）を鍛えることができず，結果としてあごの発育にも影響することです．

保護者へのアドバイス

　幼児期後半において，間食の大きな目的は，食事のしつけ，食に対する理解を深めることですが，ぜひ，子どもの噛む力を育てるためにも間食の与え方が重要であることを保護者に伝えてください．

2 むし歯予防

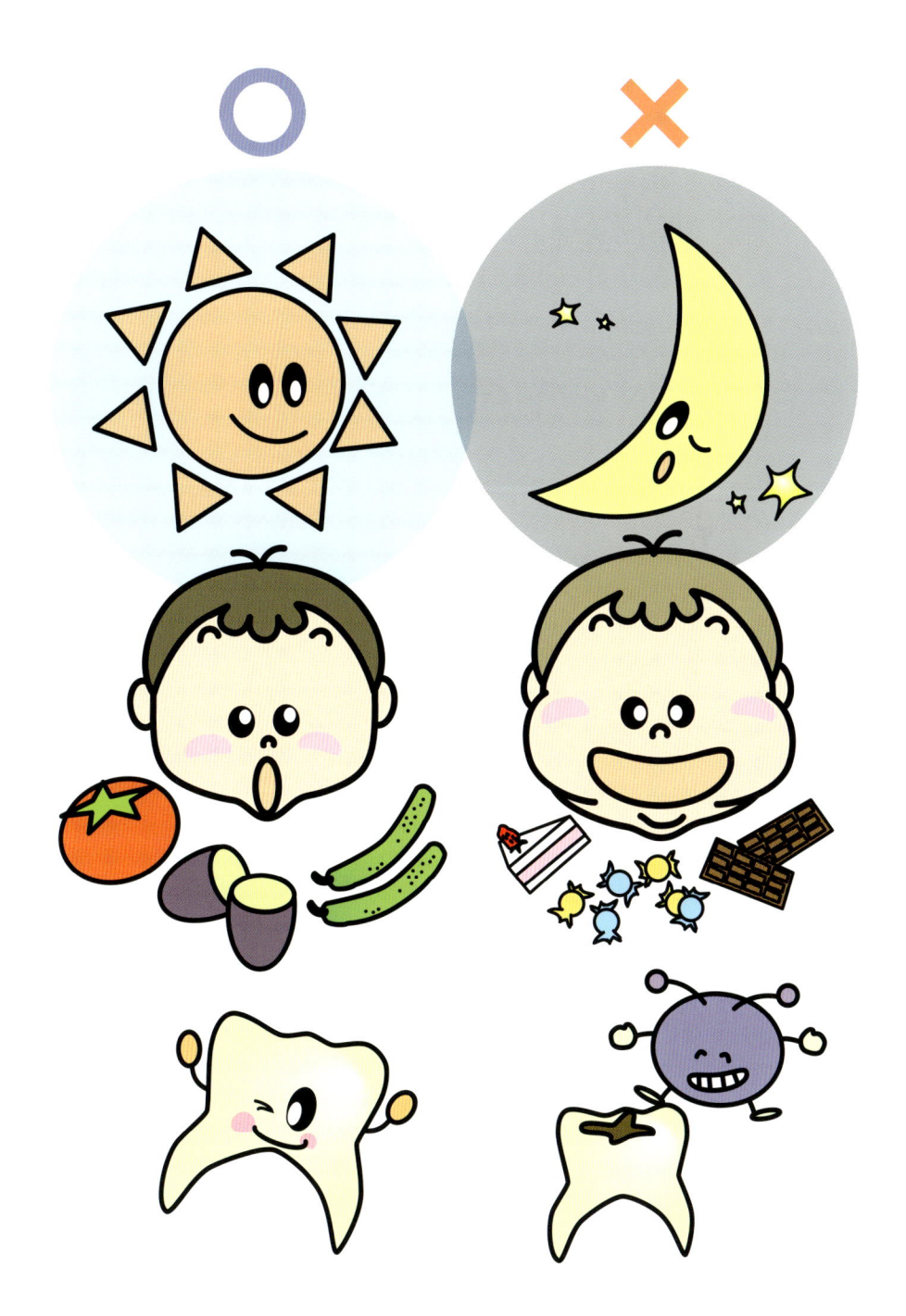

9

上手な菓子の与え方

　むし歯の成り立ちには，むし歯菌の栄養になる糖が必要です．では，菓子類はすべて糖が入っているから，「与えてはダメ」といい切れるでしょうか．

　糖は脳細胞の栄養源として必要不可欠です．

　また，3歳を過ぎ，園での集団生活や友達との遊びのなかで，菓子を与えないことは不可能といえます．とくに，友達の家でのおやつのとり方には，保護者の目が届かないことも多いはずです．

　そのため，保護者同士が菓子など，おやつの与え方に関して共通認識をもつことが，むし歯予防という点からも大変重要なことなのです．

　むし歯になりやすい菓子と，なりにくい菓子をご存知でしょうか．

　食品がむし歯をつくりやすいかどうかは，次の4つによって決まります．

① デンタルプラークをつくる力
② 酸をつくる力の強さ
③ 食べている間に作用する力
④ 食べ終わってからも口の中で作用する力

　むし歯のなりやすさ（むし歯誘発能）＝（①＋②）×（③＋④）

となります．

　右表は，松久保隆先生がむし歯誘発能をランク付けしたものです．同じランクでも，その内容には違いのあることも知っておくとよいでしょう．

保護者へのアドバイス

　どの菓子も同じように「ダメ」ではなく，上手な与え方を知って，むし歯予防を実践してもらいたいものです．ぜひ，菓子のむし歯誘発能に関する情報を保護者へ伝えてください．

(① + ②) × (③ + ④)

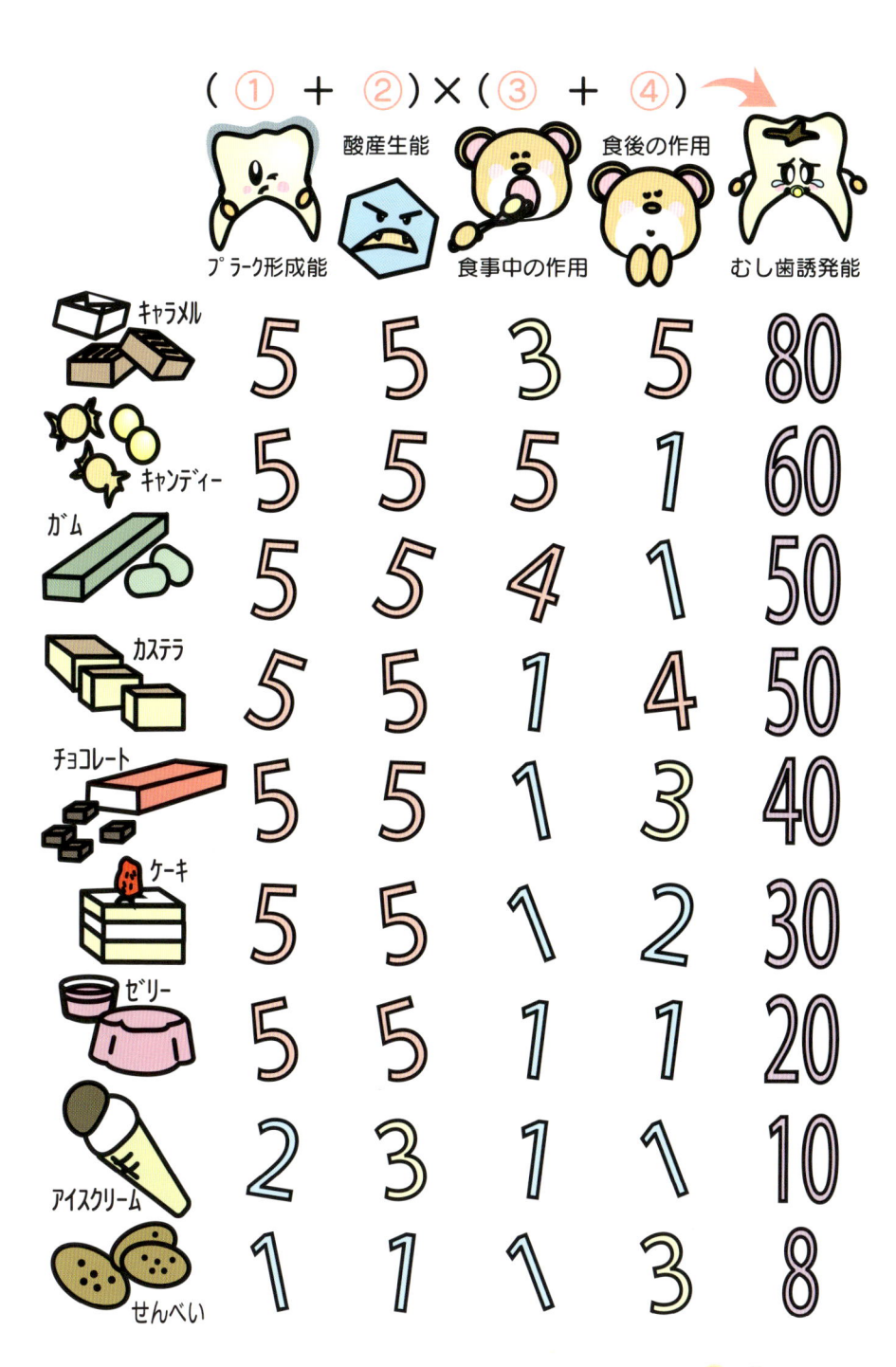

	プラーク形成能 ①	酸産生能 ②	食事中の作用 ③	食後の作用 ④	むし歯誘発能
キャラメル	5	5	3	5	80
キャンディー	5	5	5	1	60
ガム	5	5	4	1	50
カステラ	5	5	1	4	50
チョコレート	5	5	1	3	40
ケーキ	5	5	1	2	30
ゼリー	5	5	1	1	20
アイスクリーム	2	3	1	1	10
せんべい	1	1	1	3	8

2 むし歯予防

10

代用糖の応用

　ミュータンス菌は，ネバネバして水に溶けない物質（不溶性グルカン）を糖からつくります．不溶性グルカンは，ミュータンス菌が歯の表面に付着する足がかりをつくるだけではなく，デンタルプラークのもとにもなります．

　プラーク内のミュータンス菌は，摂取した糖を分解して酸をつくり，歯の表面からカルシウムやリンを溶かし，脱灰を起こします．

　むし歯予防のためには，砂糖（ショ糖）の摂取を制限することが大切ですが，ショ糖は多くの食品に含まれ，食生活に深く入りこんでいるため，簡単に摂取制限ができるものではありません．

　そのため，むし歯予防という観点からさまざまな種類の代用糖が開発されました．

〈アスパルテーム〉不溶性グルカン合成能と酸産生能はなく，カロリーも低いのですが，人工甘味料で強烈な甘みがあるため，成長期にある乳幼児には控えるべきでしょう．

〈キシリトール〉不溶性グルカンの合成能や酸産生能はまったくなく，カロリーも低いため，むし歯予防の代表格といえます．しかし，大量に摂取すると一過性の下痢を起こすことがあるので注意が必要です．

〈パラチノース〉不溶性グルカンの合成能や酸産生能は低く，スクロースと混合して用いると，スクロースのむし歯誘発作用を抑制するため，むし歯予防の代用糖として優れていますが，カロリーが高いという問題があります．

〈カップリングシュガー〉不溶性グルカンの合成能は低いのですが，酸産生能はほかの代用糖に比べて劣り，カロリーも高めです．

　このように，代用糖にも一長一短があります．

ショ糖

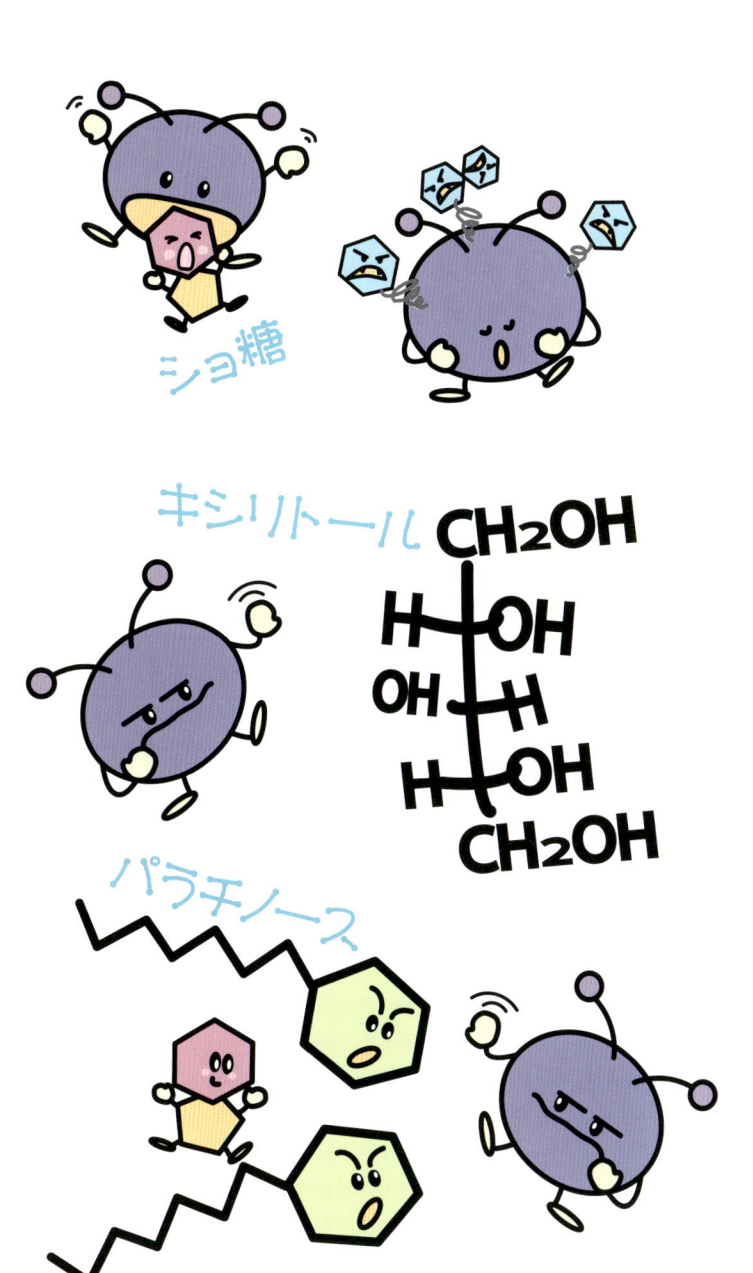

キシリトール
CH_2OH
H—OH
OH—H
H—OH
CH_2OH

パラチノース

2 むし歯予防

11

6歳臼歯のむし歯予防

　第一大臼歯は，6歳ころに生えることから「6歳臼歯」とも呼ばれていますが，発育のはやい子どもでは，5歳ころに生えてくる場合があります．
　そして，ほかの永久歯に比べ，著しくむし歯になりやすいという特徴があります．その理由として，
　① 歯が生えはじめてから歯が咬み合うまでの時間が，ほかの永久歯に比べて非常に長いこと．
　② 歯が生えはじめても，歯肉が覆いかぶさっている時間が長いこと．
　③ 歯の溝が深いこと．
　④ 乳歯の奥に生えるので保護者が気づきにくいこと．
などがあげられ，咀嚼による自浄作用が働きにくく，歯磨きによる清掃が不十分になるため，むし歯になりやすいのです（写真➡）．
　とくに下あごの6歳臼歯をむし歯にすると，長い年月をかけて治療が繰り返されることで，最終的には歯を失ってしまう割合が高くなります．
　そして，下あごの6歳臼歯を失うと，続いて奥隣りの歯を失うことになり，さらに上あごの奥歯が咬み合わなくなるため，上あごの奥歯が順になくなるのです．
　将来の歯の喪失を防ぐためにも，下あごの6歳臼歯をむし歯にしないことが大切です．

子どもの様子をチェックする

　保育園に通う年齢でも，発育のはやい子どもでは，6歳臼歯が生えはじめることがあります．歯磨きや食事をしているときに，奥歯の生え方をチェックすることは大切です．生えはじめがむし歯になりやすいので，園と家庭が協力し，むし歯を予防しましょう．

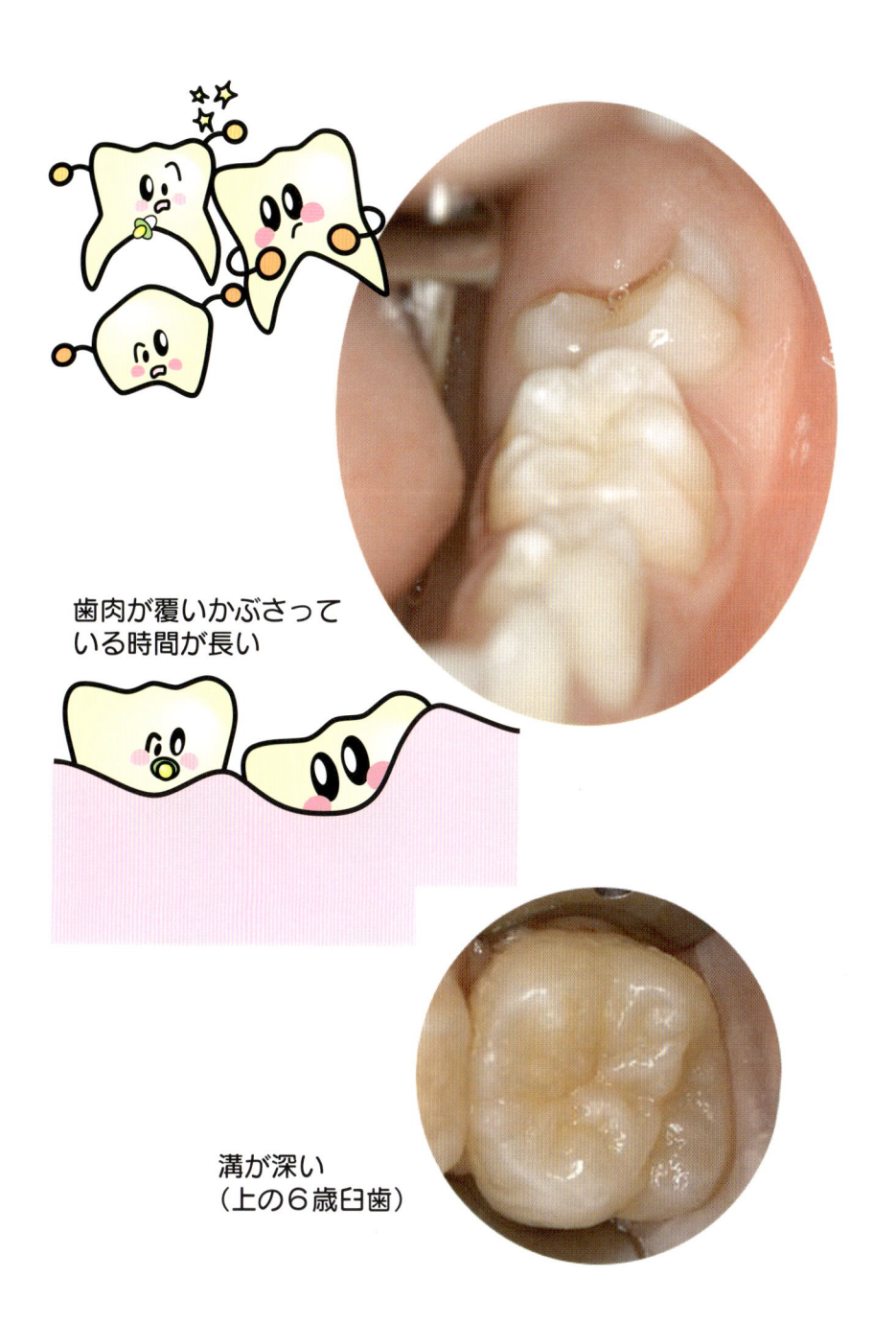

歯肉が覆いかぶさって
いる時間が長い

溝が深い
（上の6歳臼歯）

2　むし歯予防

12 歯は大切な臓器

　歯は硬組織の一部として，骨とともにほかの軟組織とは区別されていますが，歯は骨とも異なる多くの特徴をもっています．

　歯を覆うエナメル質は，その起源をさかのぼるとサメの皮膚にたどりつくといわれています．俗にサメ肌といわれるザラザラした感触は，サメの皮膚に小さなエナメル質の固まりが付着しているためです．

　機能面からみると，骨がからだを支える支持器官であるのに対し，歯は消化器官の一部です．そして，一度生えた歯は再生しないことも大きな特徴といえるでしょう．

　歯は大切な臓器であり，人が生きていくための食生活と密接なかかわりをもっています．

　歯を失った本数によって4グループ（0～4本，5～14本，15～24本，25～28本）に分けたところ，失った本数の多いグループほど，タンパク質，脂質，カルシウム，鉄，カリウム，カロテン，ビタミンA，C，E，食物繊維の摂取量が少ないという調査報告があります．

　つまり，十分な栄養をとるためには，自分の歯を失わないようにすることが大切です．

　さらに，歯がある人ほど長生きすることがわかってきました．

　子どものころに習慣化した不適切な食行動は，成人になって改善することは難しいといわれていますが，子どものころに定着しなかった歯磨きや歯間ブラシの使用も，成人になってから習慣化することは難しいといわれています．

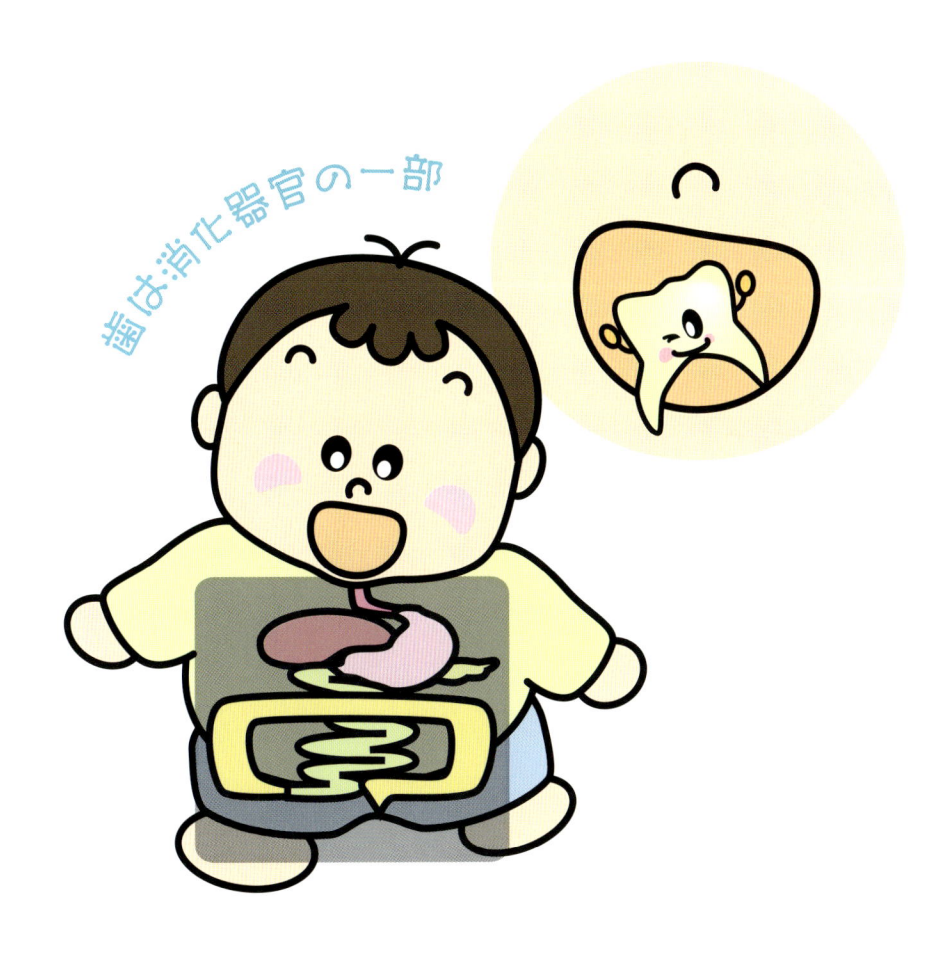

歯は消化器官の一部

2 むし歯予防

13

シーラントについて

　乳歯でも永久歯でも，奥歯には「小窩裂溝(しょうかれっこう)」と呼ばれるくぼみや溝があります．とくに，生えたての未熟な歯は小窩裂溝が複雑で，むし歯になりやすい場所です．

　なぜ生えたての歯はくぼみや溝が複雑なのでしょうか．

　それは，上下の歯が強く咬み合わないため，咬耗という歯のすり減りがないためです．

　このむし歯になりやすいくぼみや裂溝を削らないで，プラスチックの材料で封鎖して，むし歯を予防するために開発されたのがシーラントです（写真➡）．

　シーラントの材料は，プラスチック材料にフッ化物が入ったものが主流となっていて，小窩裂溝だけでなく，その周囲の歯質も強化します．

　治療の方法は，歯の表面を酸で一時的に溶かし，その部分に樹脂をつめるだけの，非常に簡単で，子どもへの負担も少ない安全な処置です．

　乳歯と永久歯のどちらにも適していますが，乳歯では，咬み合う面（咬合面）の小窩裂溝が永久歯に比べ浅いため，その効果は永久歯ほど明確ではありません．

保護者へのアドバイス

　シーラントの色には無色，白色，ピンクなどがあり，選択は自由です．ピンク色はシーラントの接着状態が見分けやすく，お母さんにもチェックしやすいことから，乳歯や障がいのある子どもに用いられます．

　しかし，シーラントでむし歯を完全に予防できると考えるのは危険です．歯磨きの習慣が身についている子どもにとっては，シーラントが有効であることを伝えましょう．

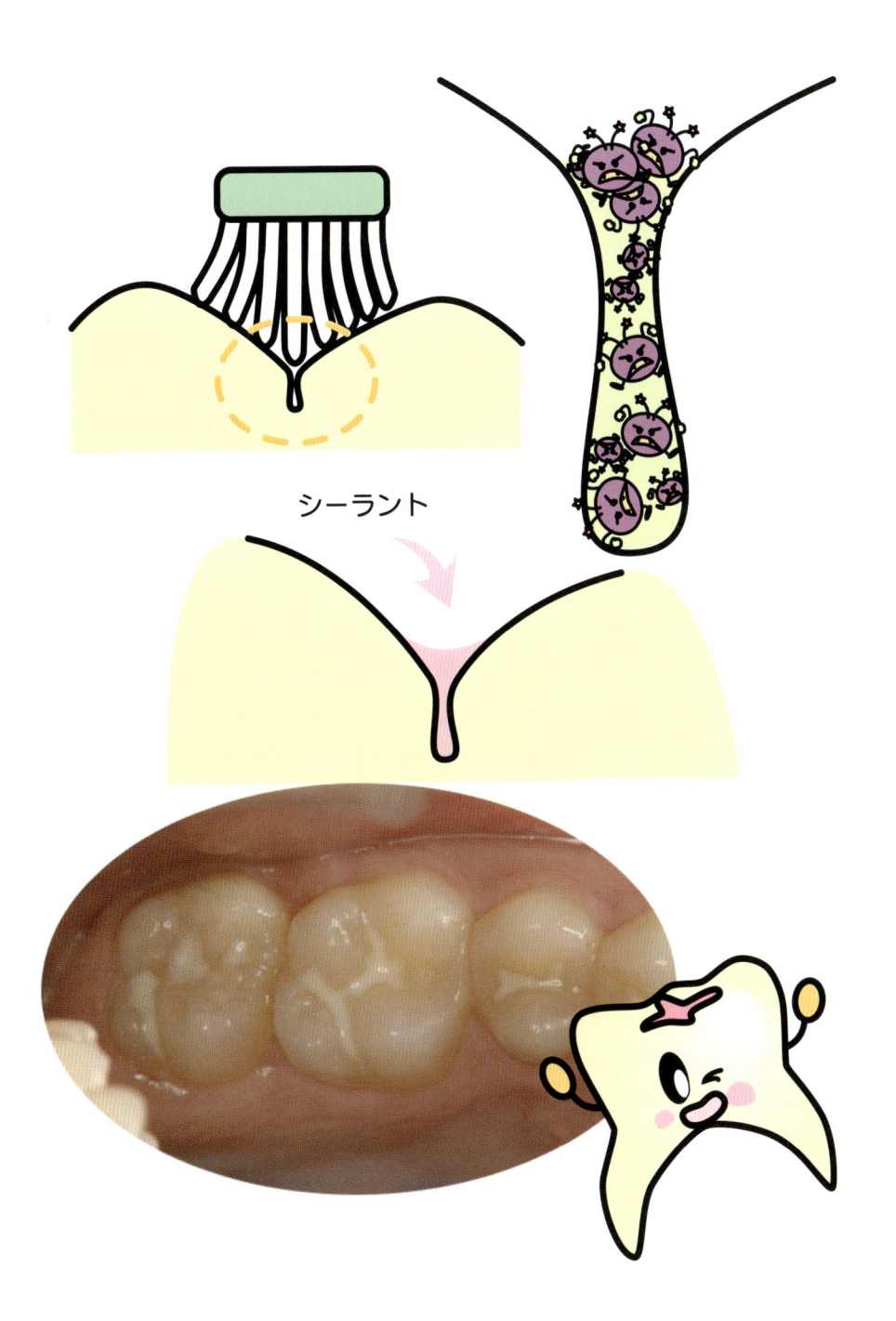

シーラント

2 むし歯予防

3

口腔の機能

1

口の癖

　子どもの口の癖の多くは，口の機能の発達過程と関連が深く，幼児期後半になると，その子どもがおかれている生活環境や心理状態を反映しているともいわれています．

　乳児は，指，おしゃぶり，おもちゃをはじめ，身のまわりのものをなめたりしゃぶったりすることで，口の感覚を使って自分のからだや身のまわりのものを認知していきます．

　幼児期前半では，見知らぬ人やもの，新しい出来事との出会いがあるため，緊張や不安も大きくなります．そのため，代償行為として指しゃぶりやおしゃぶりで，緊張や不安を解消する子どもも少なくありません．

　幼児期後半では，語彙数も増え理解力もでてくるため，言葉や行動によって自分の感情や意志を表現することができるようになり，指しゃぶりやおしゃぶり行為は減少するといわれています．保育園や幼稚園での集団生活の経験のなかで，自分でやめようとする子どもが出てくるからです．

　一方で，指しゃぶりやおしゃぶりが続いている子どもでは，癖として定着しはじめる時期でもあり，注意深い観察が必要です．

子どもの様子をチェックする

　口の癖は，口の機能の発達と深くかかわっていて，発育過程で必要となる行為ですが，幼児期後半にみられる口の癖は，子どもの生活環境面を映し出す鏡かもしれません．

　すなわち，親が忙しすぎて触れ合いの時間が少ない，あるいは習い事で忙しいなど，人間関係や生活面で子どもの気持ちが満たされない場合にもみられるからです．

　普段から子どもの様子を観察し，口の癖への依存が強くなるようであれば，保護者との連携のもと，対応を考えるべきです．

3 口腔の機能

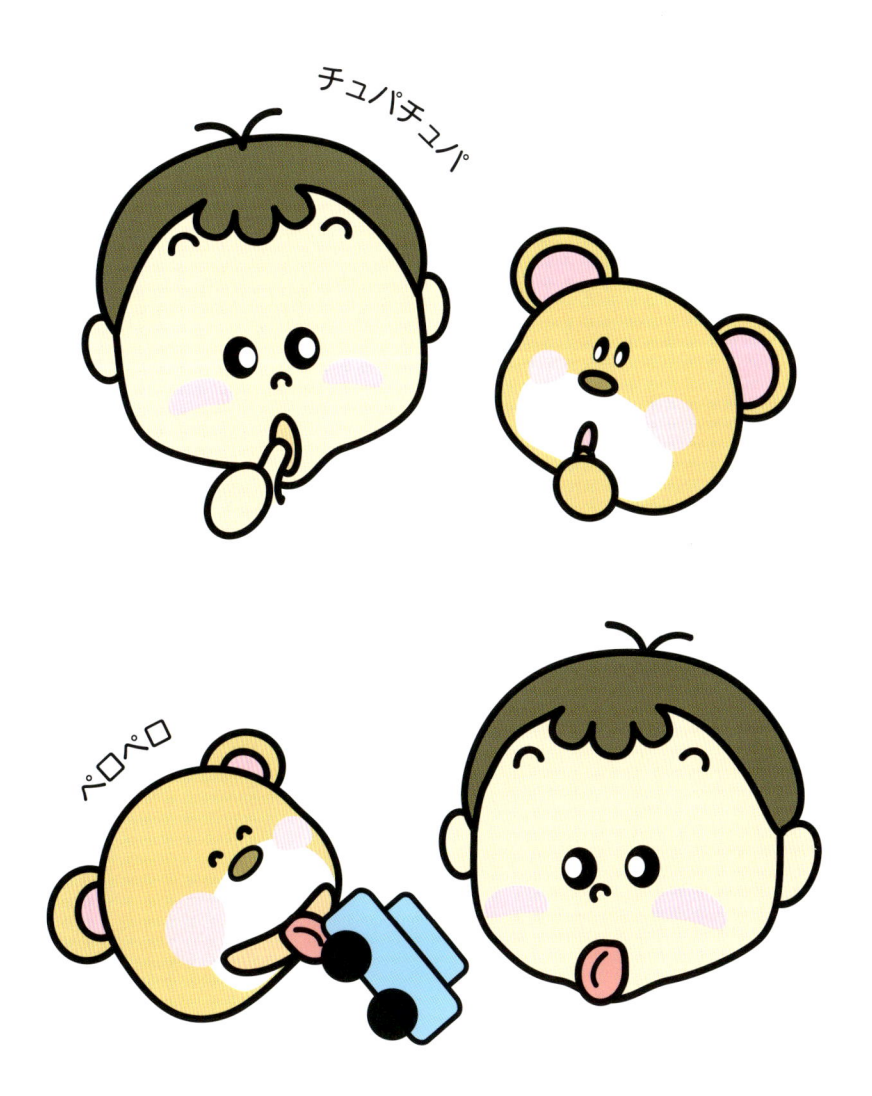

2

おしゃぶりの考え方

　おしゃぶりを使用している子どもは，使用していない子どもに比べ，歯並びや咬み合わせに影響が出やすいとの報告があります．しかし，おしゃぶりの使用方法に注意をすれば，あまり神経質になることはありません．

　一般的には，3歳を過ぎるとその使用は急激に減少するといわれています．そのため，3歳まではとくに意識する必要はありません．

　しかし，長期に使用していたり，1日の使用時間が長い場合は，低年齢であっても咬み合わせに問題が生じます．すでに咬み合わせに影響がでている子どもについては注意が必要です．

　おしゃぶりには精神安定，入眠導入など利点もあります．お母さんが少しでもストレスをなくし，心身ともに健康であることが，育児には大切です．育児ストレスが軽減できるのであれば，おしゃぶりを使用してもかまいませんが，要は，その使用方法について正しい知識をもつことです．

　咬み合わせたとき，上顎前突（上の前歯が前に出る状態）や開咬（咬んだときに上下の前歯にすき間ができている状態）などの異常がみられないか，保育者として，つねに意識しましょう．

子どもの様子をチェックする

　おしゃぶりの長期使用による咬み合わせの異常を発見する1つのサインは，①食べ方が遅い，②食べ物が口からこぼれる，③飲み込めない，などです．集団生活のなかで，気づきの目を養い，食べ方が「なんとなく変だ」と感じたら，そっと咬み合わせを観察してみてください．

　幼児期であれば，咬み合わせの改善が期待できますので，保護者に咬み合わせの状態を伝え，いっしょに適切な対応を考えましょう．

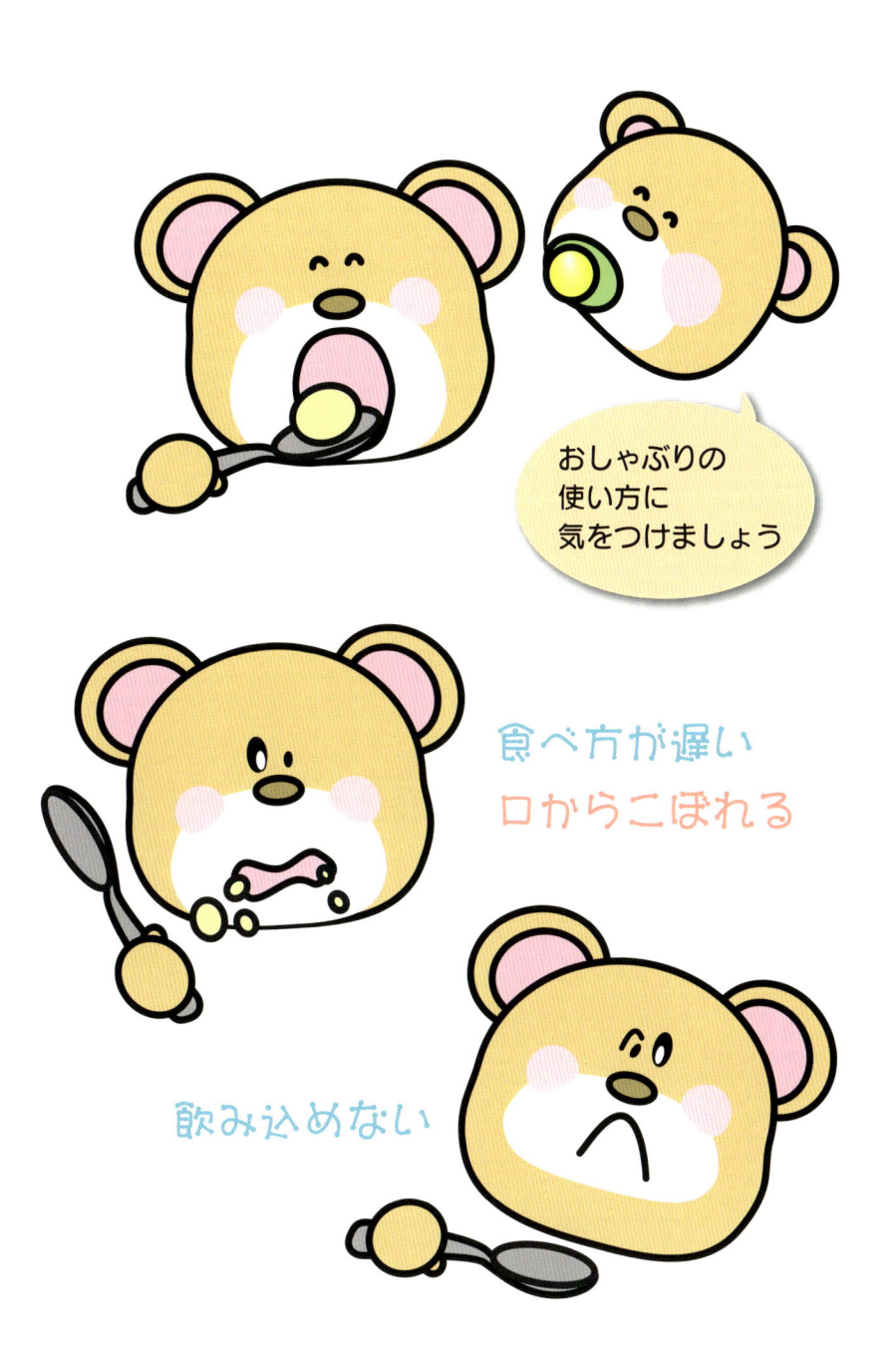

おしゃぶりの
使い方に
気をつけましょう

食べ方が遅い
口からこぼれる

飲み込めない

3　口腔の機能

3 指しゃぶりについて

　指しゃぶりは何歳まで見守ってよいのか，歯並びや咬み合わせに影響はないのか，止めさせるにはどのようにしたらよいのかなど，お母さんにとっては不安がいっぱいです．

　おしゃぶりと同様に，指しゃぶりを続けるほど歯並びや咬み合わせに影響がでるものです．ただし，3歳までの指しゃぶりは生理的なものと捉えるべきで，見守ってもらいたいものです．

　3歳を過ぎても指しゃぶりを続けていると，その子どもが5歳になったときに，約半数に開咬がみられたとの調査結果があります．また，開咬が続くことで，上下の前歯のすき間に舌を入れる癖（舌癖）がみられるようになります．

　開咬は，初期の段階ではなかなか気づきません．それは，正面からみても歯が咬み合っているように見え，下からのぞきこむようにしないとすき間を確認することができないからです．上下のあごのすき間は，舌癖が加わると，よりひどくなります．すき間が顔の正面から確認できるようになり，垂直的なすき間が目立ちはじめます（写真➡）．そして，舌癖のある子どもは，サ行，タ行，ナ行，ラ行などが舌足らずな発音になることがあります．さらに，口唇が閉じにくくなって，いつも口を開けている癖がつき，口呼吸になりやすくなります．

子どもの様子をチェックする

　幼児期後半では，指しゃぶりが急激に減りますが，なかには指しゃぶりを継続している子どもも少なくありません．指しゃぶりをしていて，上下の前歯にすき間が見えはじめたら，舌癖が始まっている証拠です．そのようなときには，保護者に小児歯科を受診するようすすめましょう．

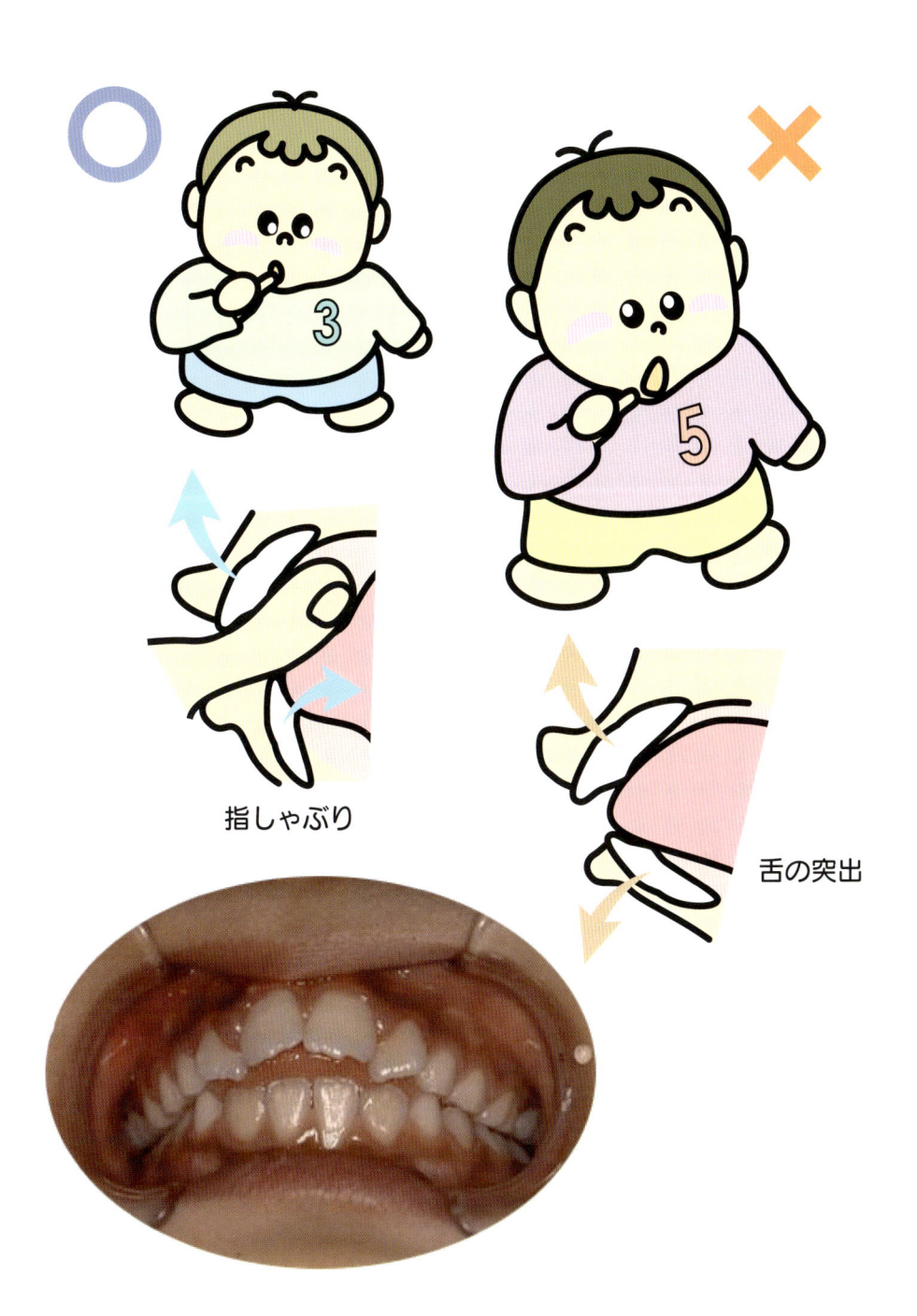

指しゃぶり

舌の突出

3 口腔の機能

4 口呼吸と口唇閉鎖不全

いつも口をぽかんとあけている子どもをみかけることがありますが，専門用語では「口唇閉鎖不全」といい，さまざまな原因で起こります．

アレルギーや鼻炎などで鼻呼吸ができない場合や，アデノイドや扁桃腺が肥大し鼻呼吸ができない場合に，口で呼吸するいわゆる「口呼吸」となり，それが習慣になってしまうことで，口唇が閉じなくなるのです．

口唇の閉鎖不全は，口や咽頭部の粘膜の乾燥や気道感染を起こしやすく，また，舌の機能異常や咀嚼，発音機能などの問題を招きやすいのです．

日常生活のなかで，鼻呼吸と口唇の閉鎖を促していくような対応が望まれます．

積極的に口を使って吸ったり吹いたりする遊びを取り入れ，口唇の閉鎖力をつけていきましょう．また，鼻から息を吸ったり吐いたりすることを遊びの感覚で練習するのもよいでしょう．

子どもの様子をチェックする

子どもが立っているときや座っているときに，口唇がどのようになっているかを，さりげなく観察しましょう．

上下の口唇が離れているようなら，口呼吸もしくは開口（鼻呼吸はしているが口は開いた状態）が考えられます．この場合，口唇は弛緩し，乾燥のため赤唇が白っぽくなることがあります．

また，口呼吸により歯面が乾燥すると着色しやすくなります．着色は上の前歯の口唇で覆われない部分にはっきりみられるため，口呼吸が原因と容易に気づくことができます．

このような症状がみられたときは，保護者には専門の先生を受診するようすすめましょう．

口 呼 吸

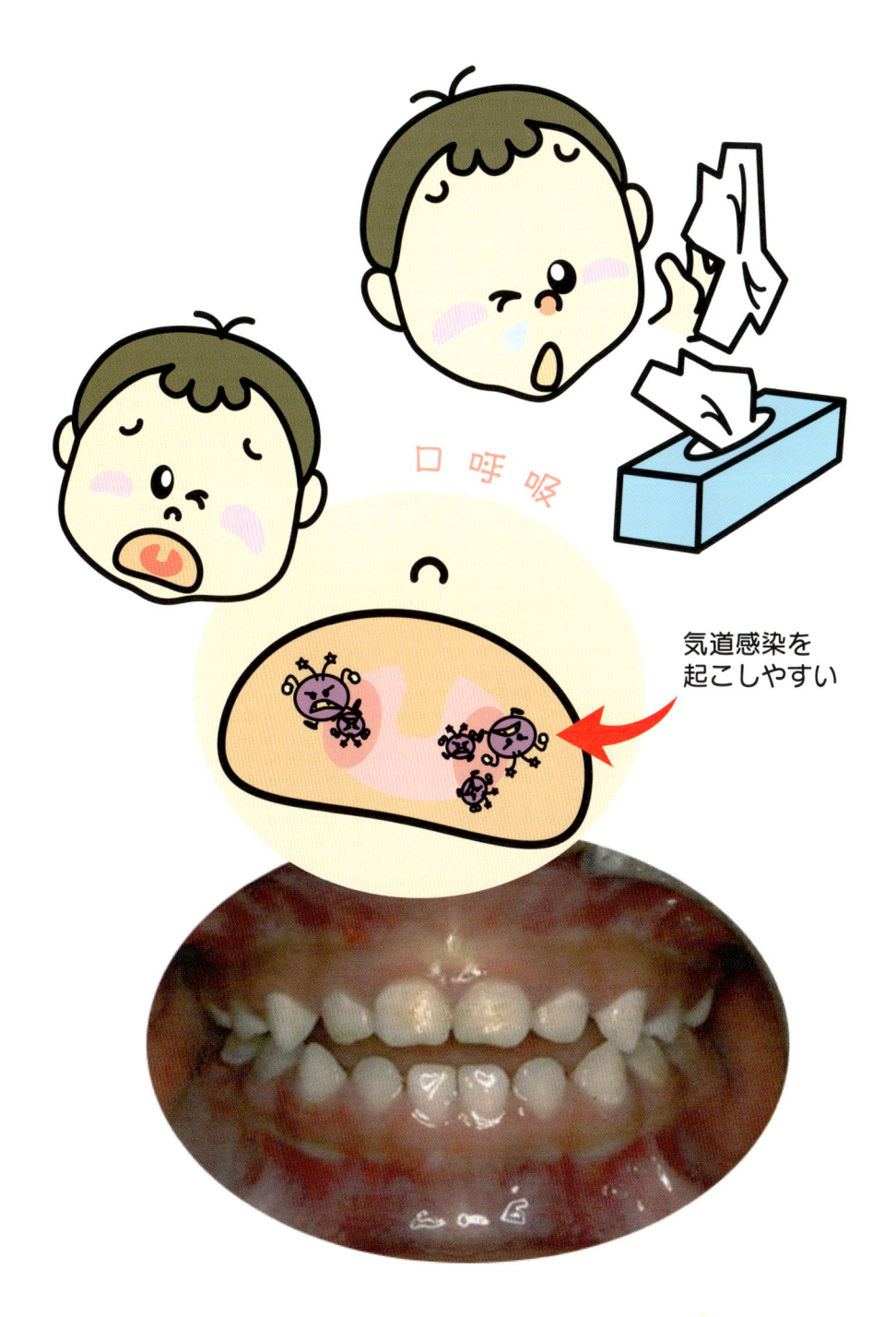

気道感染を
起こしやすい

3 口腔の機能

5

舌の位置と歯並び

　人は，唾液をゴックンと飲み込むたびに舌全体を上あごに密着させ，舌の先は上の前歯のすぐ後ろにきます．それが舌の正しいポジションです．

　舌の成長による安静時舌圧（安静時に舌が上あごに密着するときの圧力）と嚥下時舌圧が，上あごの前方・側方への成長を促しています．

　しかし，舌の先が上の前歯の裏側に当たっていると，上の前歯が押し出されて，前歯は突出します．

　また，低位舌は舌の先の位置が低く，嚥下時に下あごの前歯を裏側から押している状態になります．本来，上あごの成長を助けるべき舌が上あごを前方・側方に押さないため，舌圧不足により上あごは成長不全・劣成長となり，上あごの歯列が狭くなり，反対咬合（上下の前歯が逆の咬み合わせになっている状態）になる場合があります．

　舌の位置関係と歯並びとの関連性を理解したうえで，子どもたちの舌の使い方を観察することは，将来の咬み合わせの異常を少しでも軽減することに役立つはずです．

子どもの様子をチェックする

　嚥下には幼児型と成熟型があり，幼児型嚥下は上下のあごが離開し，そのすき間に舌が入り込む状態での嚥下です．おとなが同じ状態で嚥下をしようとしてもできません．

　この幼児型嚥下は1歳を過ぎるとなくなり，成熟型に移行します．いわゆる，わたしたちが日常，無意識にしている嚥下です．

　子どもたちのなかには，3歳を過ぎても幼児型嚥下をしていることがあり，食べる様子で，すぐに気づくことができます．幼児型嚥下の継続は，歯並びにも影響しますが，それ以上に咀嚼機能の発達にとって大きな問題となるため，保護者には小児歯科を受診するようすすめましょう．

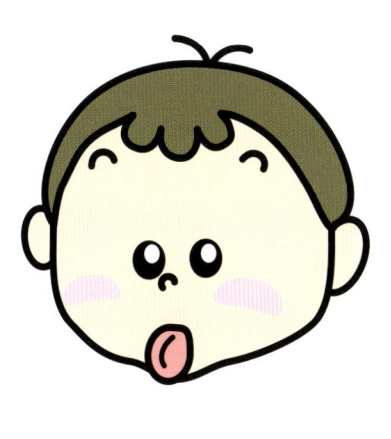

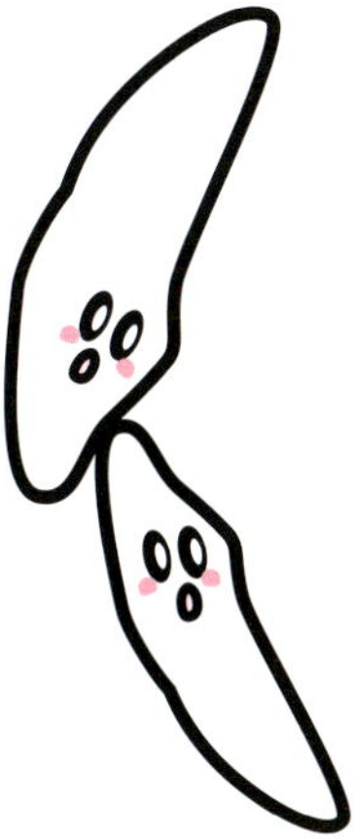

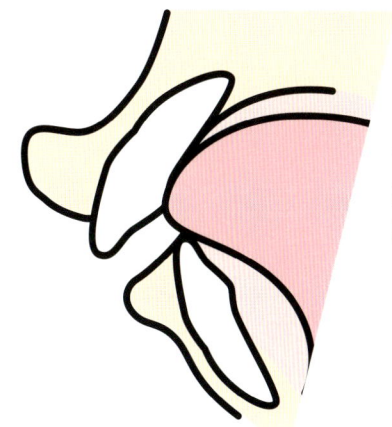

舌の先が前歯の裏側に強く
あたっていると上の前歯が
押し出される

舌の先の位置が低い(低位舌)
↓
嚥下時，下の前歯を裏側から
押す
↓
上あごは舌圧不足のため成長
不全・劣成長
↓
反対咬合

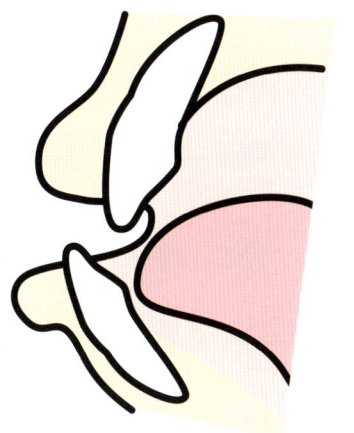

3　口腔の機能

6

幼児期前半の反対咬合

　1歳6か月ころになると，一番奥の乳歯以外の歯が生えてくるため，上下の咬み合わせが正常か，反対咬合なのかをみることができます．反対咬合の場合でも，この時期は，ほとんど気にすることはありません．

　それは，幼児期前半の下あごの動きはおとなでは想像もつかないほど柔軟でどの方向にも動くため，下あごを前に突き出すことが容易にでき，また授乳時の下あごの動きが記憶として残っているため，下あごを前方に動かす癖があるからです．

　3歳を過ぎると，乳歯が生えそろうため，上下の咬み合わせを見極める最初の段階といえます．反対咬合があると，すぐに遺伝ではないかと心配する保護者も多いと思いますが，多くの場合，遺伝による骨格的な問題ではありません．

　下あごを前に出す癖がつき，機能的に反対の咬み合わせになる場合や，上下の前歯のわずかな傾きの違いにより反対の咬み合わせになることがあります．

　しかし，口蓋扁桃が肥大すると，舌は口蓋扁桃をさけるように前方に位置する場合があります．その結果，下あごが前方に偏位したり，舌が前歯を唇側に押すようになるため，反対の咬み合わせになることがあります．そのときの特徴は，下あごの前歯と前歯の間にすき間ができていることです．

保護者へのアドバイス

　4歳を過ぎても反対咬合が自然に治癒しない場合は，その後のあごの成長や食べ方，話し方などの学習過程に影響することもありますので，保護者には小児歯科を受診するようすすめましょう．

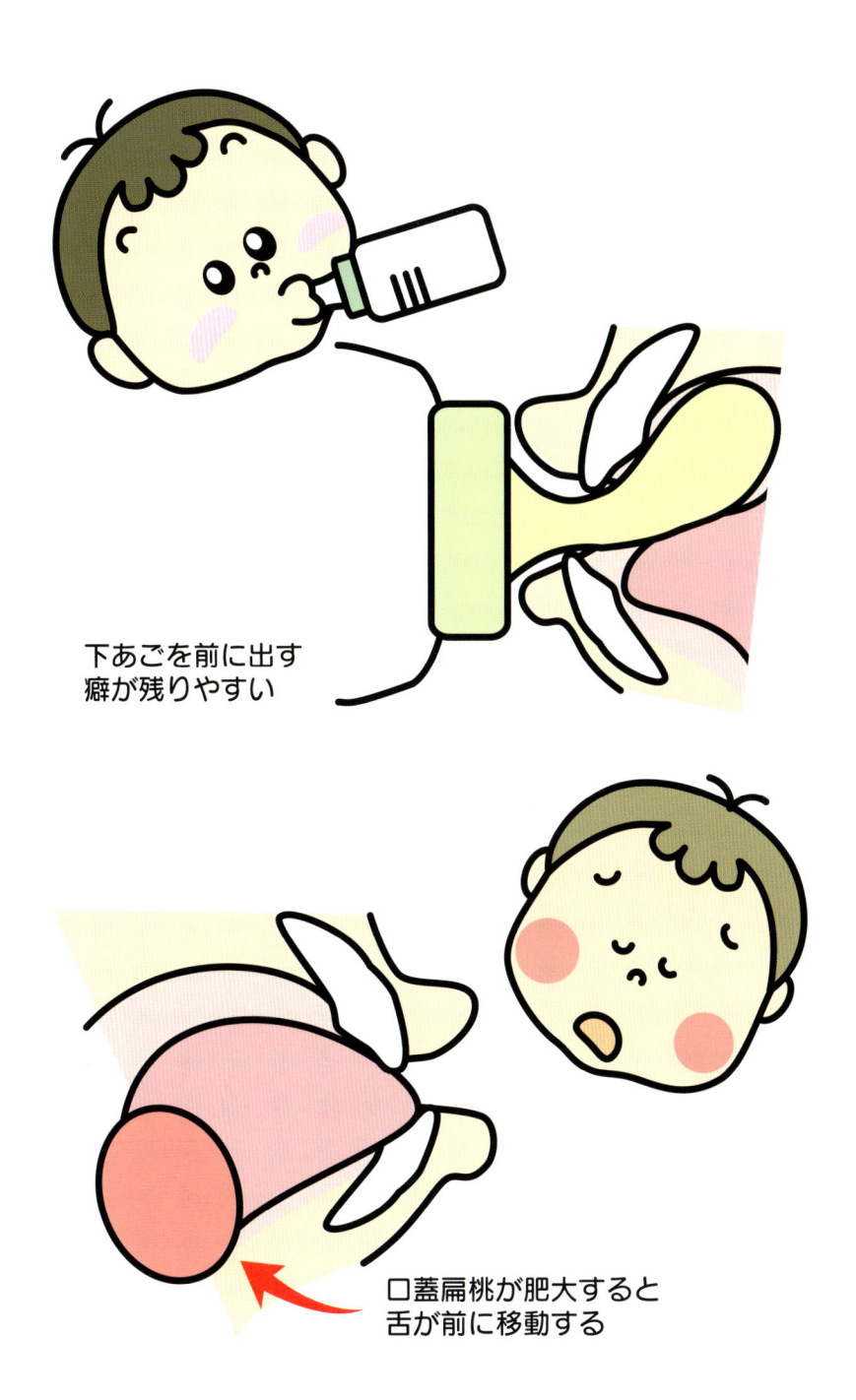

下あごを前に出す
癖が残りやすい

口蓋扁桃が肥大すると
舌が前に移動する

3 口腔の機能

7

前歯の歯並びのすき間の意味

　幼児期前半では乳歯がすべて生えそろっていないため，歯と歯の間にすき間がみられ，むし歯という点からは，清掃が容易で自浄作用が働くため，予防がしやすいといえます．

　3歳ころにはすべての乳歯が生えそろうため，奥歯のすき間は閉じますが，前歯の歯並びにすき間がみられることが多くあります（写真➡）．

　この乳歯の歯並びのすき間は，異常ではありません．しかし，反対咬合（→p.58"舌の位置と歯並び"参照）など，咬み合わせに問題があるときのすき間には注意が必要です．

　本来，乳歯の歯並びにみられるすき間は，永久歯が乳歯よりも大きいため，歯の生えかわりに必要なスペースです．これから生えてくる永久歯，とくに前歯が生えてくるときの場所を確保する大事な役目を果たしているといえます．

　では，乳歯の歯並びにすき間がまったくなかった場合には，永久歯の歯並びはどうなるのでしょうか．

　乳歯と永久歯の歯並びの関連性についての研究から，乳歯の歯並びにまったくすき間がない場合に，永久歯の歯並びに問題が生じる可能性は，67％という高い予測値になっています．逆に，前歯のすき間の合計が6mm以上ある場合には，永久歯の歯並びに問題が生じる可能性は5％以下ということです．

　しかし，すき間がないからといって，悲観することはありません．よく噛んで，歯や口をしっかり使うことであごは成長し，すき間ができてくることもあります．

すき間OK！

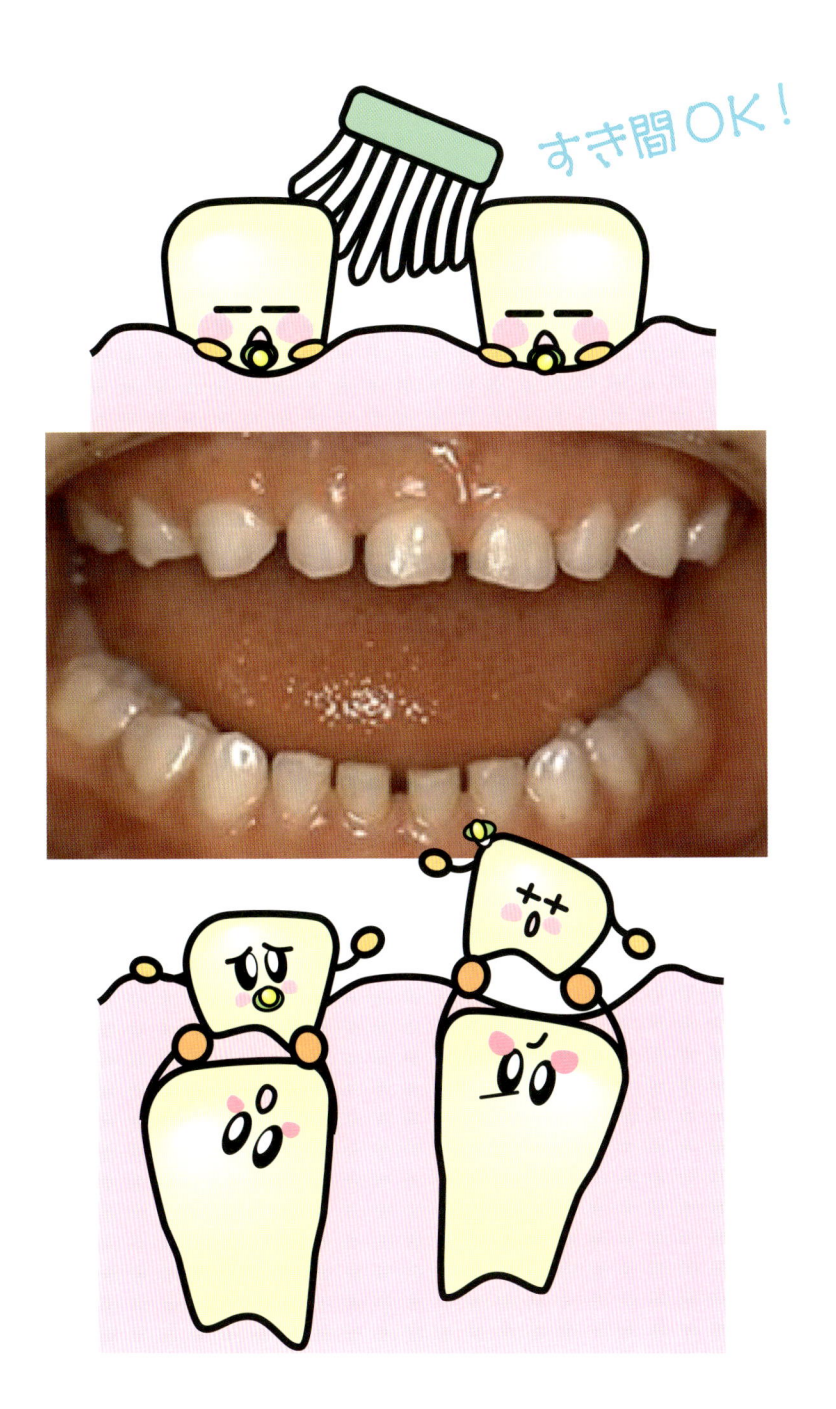

3 口腔の機能

8

歯の交換期

　「歯が交換する」ことには，大変深い意味があります．

　子どもの口の大きさには，乳歯サイズの歯でないと収まりきりません．永久歯が幼児の口の中にあることを想像してみてください．大変なことになりそうですね．

　乳歯をそのまま使い続けることが可能であれば，歯の交換という現象は起こらなかったかもしれません．しかし，乳歯の歯の大きさと根の長さや太さでは，年齢とともに発達する咀嚼筋や噛む力に耐えきれないのです．そのため，乳歯にかわり永久歯が生えてきます．

　歯の交換のトラブルとしては，「乳歯が抜けないのに永久歯が生えてきてしまった」という相談がもっとも多くあります．

　とくに，下の前歯の交換では，永久歯が乳歯の内側（舌側）から生えてくることが多くあります（写真➡）．異常ではありませんが，その状態によって対応の仕方が異なるため，保護者には小児歯科を受診するようすすめましょう．

　一方，上の前歯の交換では，永久歯は乳歯の真下から生えてくることが多く，上下の前歯の交換の仕方は大きく違っています．

子どもの様子をチェックする

　前歯の交換を迎える園児もいますので，園の生活のなかで，子どもたちの様子をチェックし，保護者に対して適切なアドバイスをしてあげましょう．

　歯の交換期は，歯の揺れが大きくなるため，盛んに手で乳歯を触るしぐさをしたり，不自然な食べ方や食べるのが遅いなどの変化がみられます．

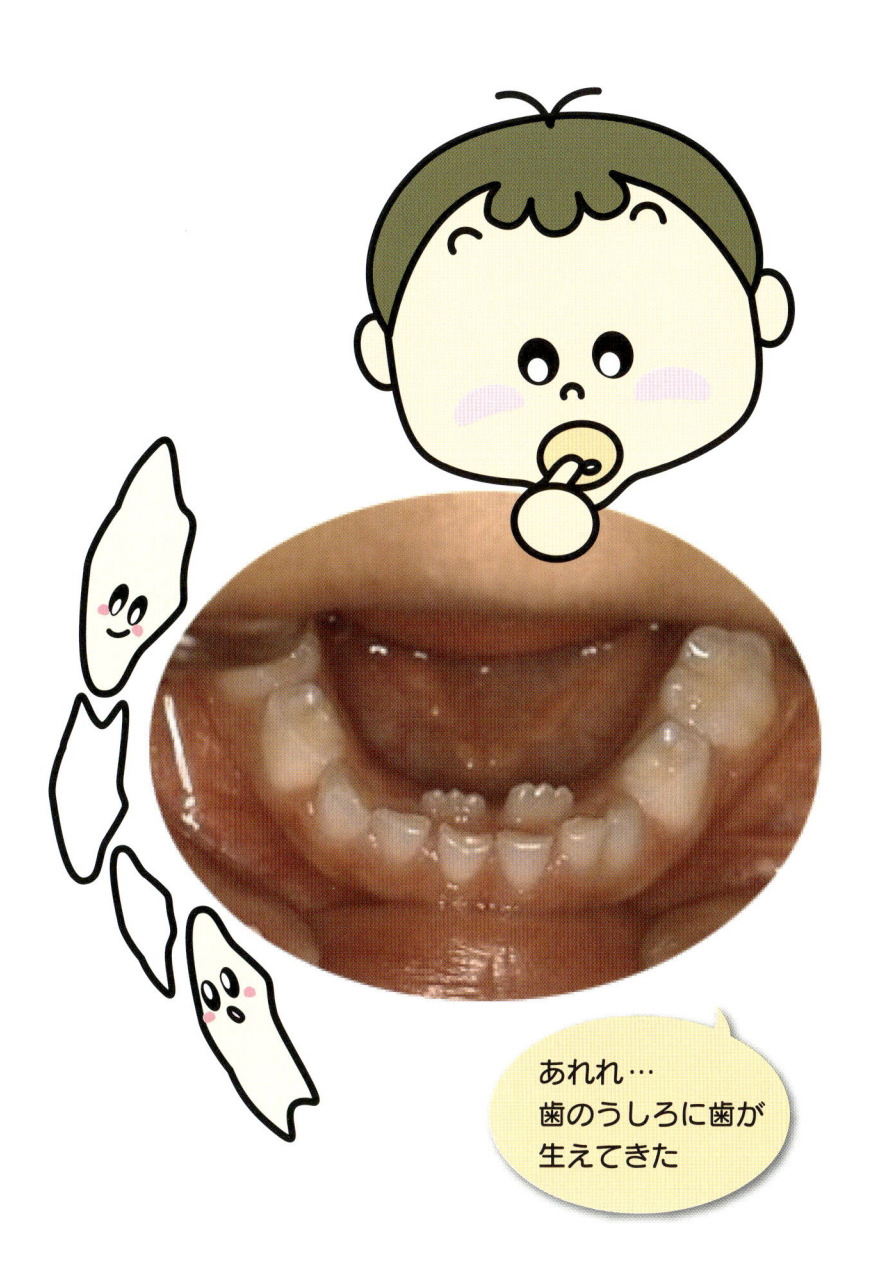

あれれ…
歯のうしろに歯が
生えてきた

3 口腔の機能

9 子どもの歯ぎしり

　歯ぎしりとは，睡眠時などに歯を強くこすり合わせ，ギリギリと音をたてることです．子どもの歯ぎしりのおもな原因には，①精神的なストレス，②咬み合わせの調整の2つが考えられます．

　年長児になると，親が忙しく，触れ合う時間がもてなかったり，逆に頻繁に指示や注意をされ，子どもの気持ちが満たされない場合が多くなるため，口の癖と同様に，歯ぎしりも蓄積したストレスの発散としてみられることがあります．

　しかし，2～3歳ころにみられる歯ぎしりは，咬み合わせが完成する途中の生理的現象のため，心配はいりません．

　また，永久歯が生えはじめる6歳以降は，永久歯と乳歯が混在する時期に当たり，やはり，咬み合わせが不安定になりやすいため，調整という意味での歯ぎしりがみられます．

　ただし，歯ぎしりが歯や口の機能に影響することもあり，注意深い観察が必要になることもあります．あごがだるい，口の開け閉めがしにくい，耳が痛い，歯の咬む面が平坦になっているなどの症状がみられるときには，保護者には小児歯科を受診するようすすめましょう．

保護者へのアドバイス

　歯ぎしりによる歯の咬耗は，歯並び全体がほぼ均一にすり減り，平坦になります．しかし子どものなかには，前歯だけ部分的に著しく歯がすり減っていて，歯の形をなしてない場合や，歯が溶けている場合があります．

　前歯だけの著しいすり減りは，歯ぎしりによる咬耗＋酸蝕（→p.18"子どもの酸蝕症"参照）が疑われますので，保護者と連携し食習慣の改善をすすめましょう．

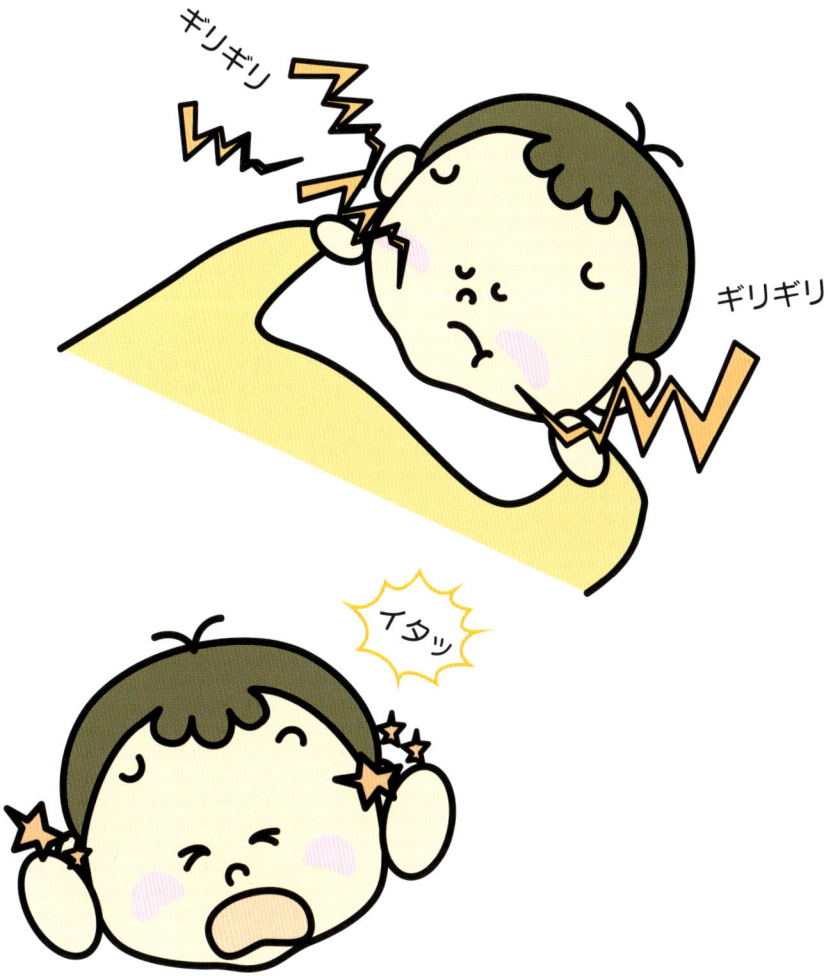
ギリギリ
ギリギリ
イタッ

10 子どもの顎関節症

　顎関節症とは，あごの関節や咀嚼筋の痛み，関節の音，口が開けにくいことを主症状とする疾患です．

　子どもの顎関節症は，すでに園児の5％程度に認められ，年齢の増加とともに発現頻度も高くなり，中学生以降では20％を超えています．園児から中学生までは性差がありませんが，高校生以降は女子が男子を上まわるようになります．

　発症要因には，①咬み合わせの不調和，②心理的な要因，③口や舌の使い方，④歯ぎしりなどがありますが，単独の因子ではなく，これらの因子が複合して発症するといわれています．そのなかでもとくに強い因子は，咬み合わせの不調和と心理的要因の2つです．

　子どもの顎関節症は，症状は軽いことが多く，関節の音が80％を占め，次いで痛みで，口が開けにくいという症状はわずかといわれています．

　症状がみられたときには，次のことに注意しましょう．

① 硬いもの，長いあいだ噛まなくてはいけないものはできるだけさける．
② かみしめや歯ぎしりをしていないか注意する．
③ よい姿勢を保つ．

子どもの様子をチェックする

　食事のときの姿勢も大切です．できるだけ頭を下げずに前をみて，横向きにテレビをみながら食べないことです．とくに猫背であごを前に出す姿勢がよくないので，子どもの様子をチェックしましょう．また，頬杖であごを後ろや横へ押していないかを観察することも大切です．

　大きなあくびをする子どもでは，あくびの力をコントロールすることも大切です．あごの下にげんこつを当てて，口の開きすぎに注意するトレーニングをしましょう．

3 口腔の機能

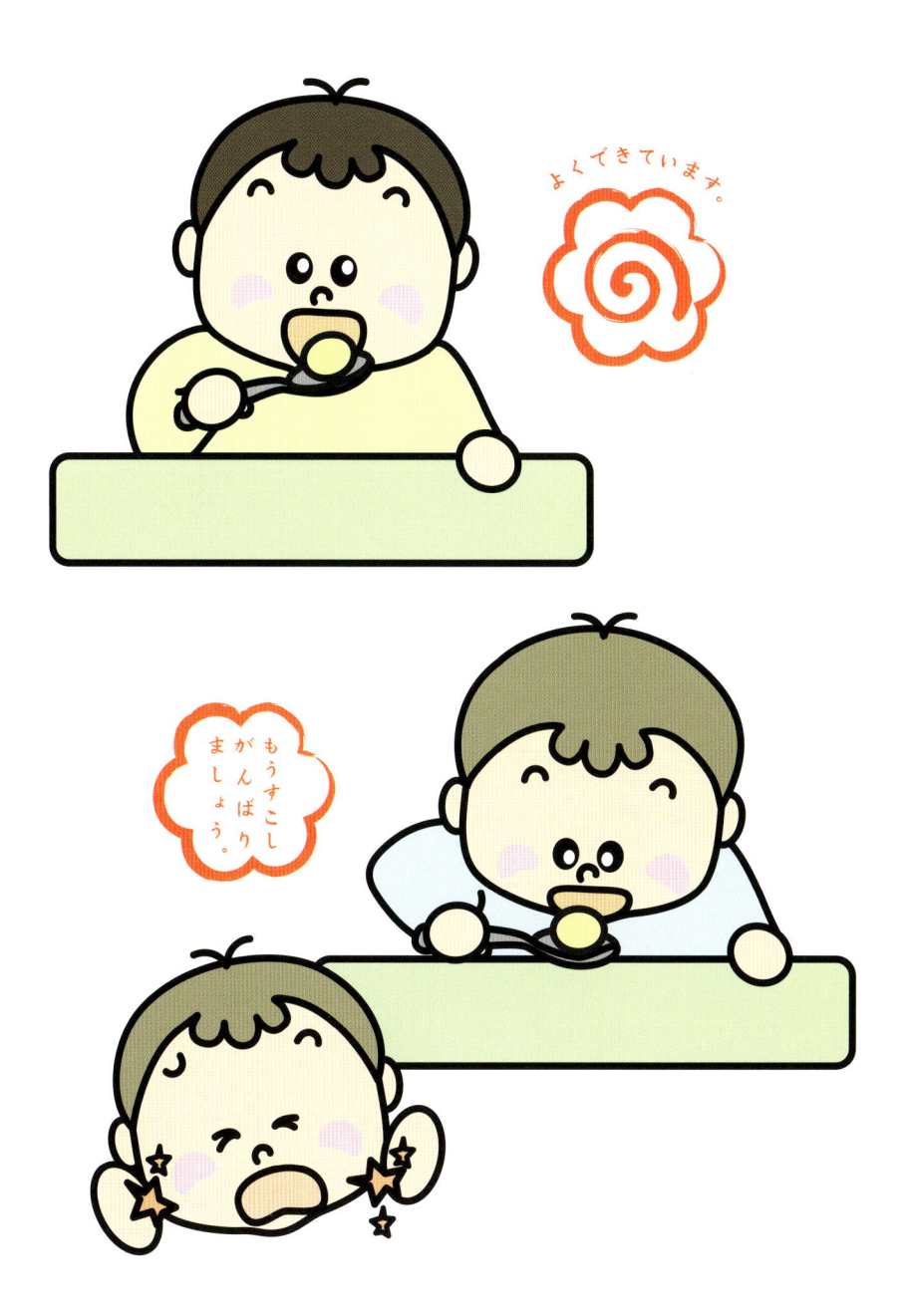

11 ことばの発達と歯科とのかかわり

　生後6か月から2歳ころまでは，マ行，パ行など唇を使った口唇音が主体ですが，その後3歳にかけて舌の先を使うタ行，ナ行が言えるようになります．4歳では舌の真ん中を使うハ行，カ行が発達し，5歳にかけて舌先と歯を使用するサ行や，舌の先の微妙な動きを必要とするラ行が最後に完成します．そして，6歳前後で幼児語が消失し，構音が完成するといわれていますが，個人差も非常に大きいのです．

　発音には舌の動きが重要で，舌の動きは咀嚼運動によって引き出されます．そのため，さまざまな硬さや食感のものをよく噛んで食べることが，ことばの発達にもよい影響を与えます．ソフトクリームをペロペロなめることや口のまわりについたものをなめて取ることは，舌先の動きの訓練になります．

　さらに，歯磨きも舌を動かすための大切な訓練になります．

　歯磨きのとき，歯だけを磨くのではなく，舌の上や側面を刺激することで，舌の動きを発達させる効果があります．

　ことばは，心とからだの発達とともに育っていくものです．ことばの発達には，歯，口唇，舌の協調運動が重要ですが，それ以上に子どもにとって望ましい言語環境を周囲のおとな，とくに家族や保育者がつくってあげることが大切です．

子どもの様子をチェックする

　幼児期後半では，舌先や歯を使用するサ行や舌の微妙な動きを必要とするラ行などの発音に注意し，歯科的な問題（→p.72 "ことばの問題と歯科的支援" 参照）がないかをチェックしてください．

3 口腔の機能

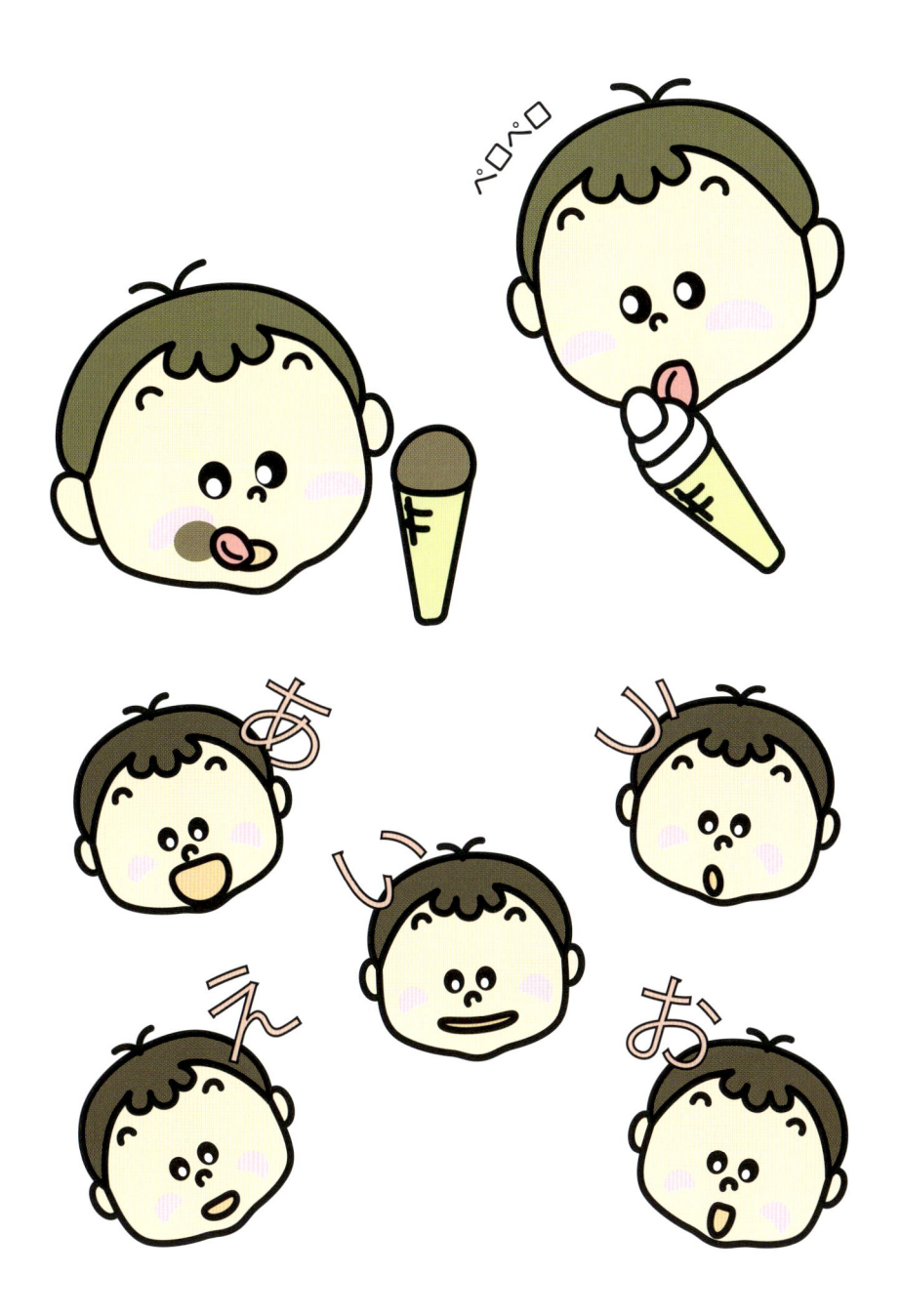

12 ことばの問題と歯科的支援

　ことばの問題は，大きく2つにわけて考えるべきです．
　1つは，ことばの話しはじめが周囲の子どもに比べ遅かったが，成長とともに目立たなくなる場合です．このような子どもに対しては，子どもが話をしやすい環境や，話をしたくなる雰囲気づくりが大切です．
　もう1つは，ことばの問題の背後に疾患や障がいなど，何らかの原因がある場合です．このような子どもに対しては，専門家への受診が必要となります．とくに，歯並びや口の疾患との関連が疑われるケースも少なくありません．
　4～5歳ころになると，指しゃぶりや舌癖による影響として開咬が目立ちはじめます．このような子どもたちは，口唇や舌を上手に使うことができず，舌尖の位置も上あごについていないため，口唇や舌尖を使う発音が不明瞭になります．
　また，口唇や舌の動きがぎこちないときには，上唇小帯や舌小帯（→p.103，104参照）の付着位置異常が原因のことがあります．保護者には小児歯科を受診するようすすめましょう．

子どもの様子をチェックする

　最近注目されているのが，歯や口に明らかな疾患がないのに，構音時に呼気が奥歯から側方に漏れて音がゆがむ問題（側音化構音）です．このような子どもでは，構音時に下あごや舌が側方へ変位する様子がみられます．
　また，舌癖（舌の前方へ突出する癖）が，本来の前方への突出ではなく，側方への突出という形で現れる子どものなかにも，側音化構音がみられ，ことばのゆがみが生じる場合があります．子どもの様子をよく観察しましょう．

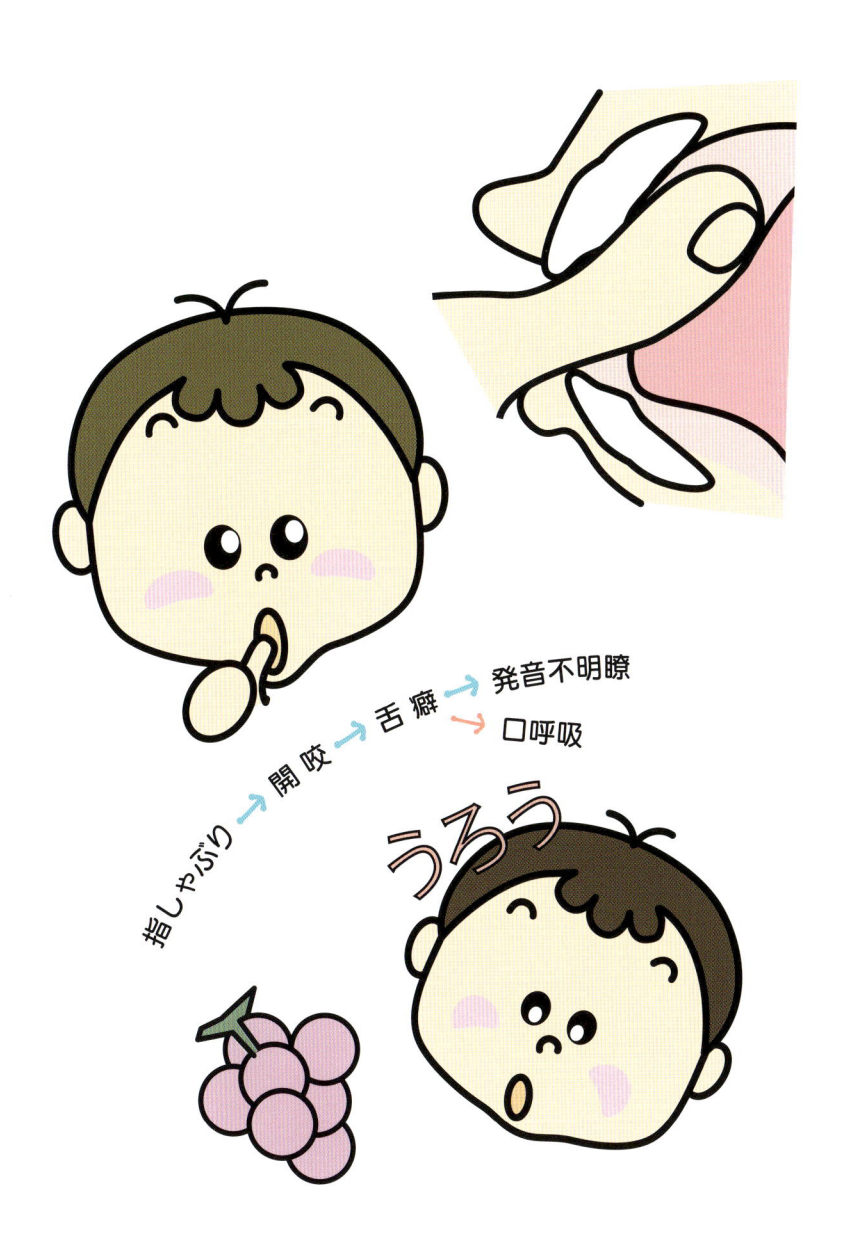

指しゃぶり → 開咬 → 舌癖 → 発音不明瞭
→ 口呼吸

うろう

3 口腔の機能

4

歯科からみた食育の推進

1

歯の萌出からみた離乳食・幼児食の与え方

　食べる（咀嚼）機能は自然に備わるものでしょうか．
　いいえ．食べる機能は学習することで備わるもので，習わなければ食べる機能は発達しません．そして，離乳期がもっとも大切な学習の時期に当たります．
　乳歯は生後8か月ころに，下の前歯から生えはじめます．
　歯が生えはじめるということは，咀嚼という面からみると大変重要な出来事であることを忘れてはなりません．
　下の前歯が生えはじめることで，それまで口の外に突き出していた舌が口の中に収まり，口唇，舌，下あごの協調運動が発達します（写真➡）．すなわち，歯が生えることで離乳の中期食の受け入れができるようになるのです．
　お母さんのなかには，食べるのが遅い，食べ方が上手くない，口から食べ物がこぼれるなどの悩みをもたれる方もいらっしゃると思いますが，乳歯が生えていない状態で離乳食を進めることが，原因の1つであることはあまり知られていません．
　さらに，奥歯が生えることの意味も重要で，食べ物の大きさ，硬さの情報は，おもに奥歯の歯根膜（歯のまわりにあるクッション）にある圧受容器から脳に送られ，咀嚼の力や回数が調節されます．奥歯が生えていない時期に，硬すぎる食品を与えれば丸呑みの習慣がついてしまいます．
　逆に，歯が生えそろった時期に，適切な硬さの食品を与えなければ，噛まない習慣がついてしまいます．
　乳幼児期の食べる機能の発達は，学童期以降の食行動の形成に大きな影響を与えることになるのです．

ポリポリ

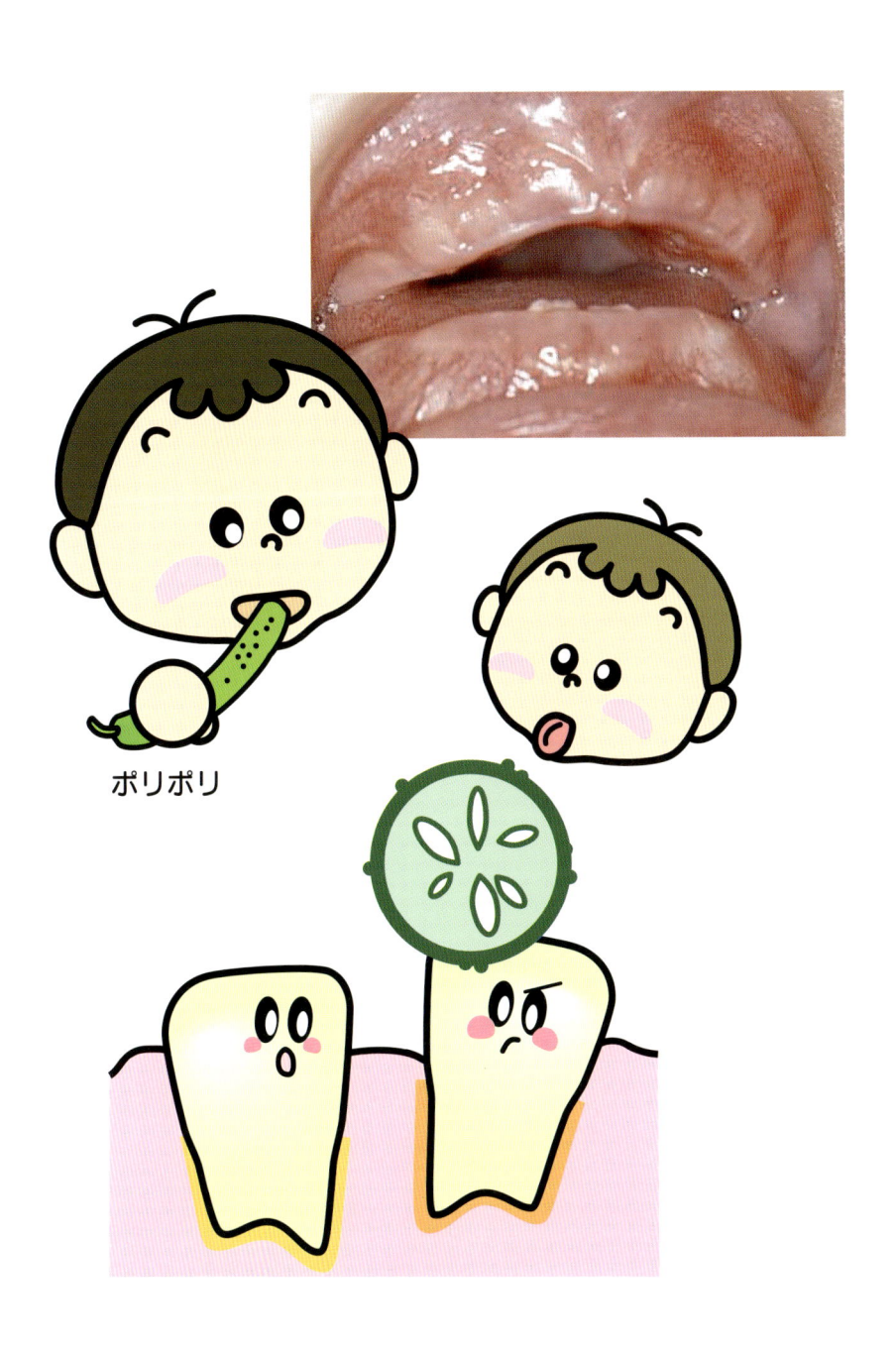

4 歯科からみた食育の推進

2 食べ方について

　全国調査から，食事にあまり時間をかけない子どもや，食べものをあまり噛まない子どもが意外に多くいることがわかっています．そして，食べものを口の中にためることや，食事をしながら水分をよく摂取するという実態も浮き彫りになりました．

　また，離乳完了を過ぎた子どもをもつ家庭の半数以上で，おとなと同じ食事を与えているという調査報告や，保育園児を対象とした調査から，「噛まない子（丸呑みする子）」の特徴として，①生活リズムが親のペースになっている，②離乳の完了がはやい，③家族でいっしょに食べていない，④肥満傾向である，などがあげられ，さらに，親のタイプとして，①子どもを急がせすぎる，②母親が忙しすぎる，③父親の保育への参加が少ない，という特徴があがっています．

　とくに注意が必要な食べ方に，「子どもの空気嚥下症」があります．

　空気嚥下症の子どもは，口唇を開けたまま咀嚼するため，口にためた空気をいっしょに丸呑みするか，舌を後方に落とし込むように食塊と空気をいっしょに嚥下します．空気嚥下症の子どもには，舌の癖（タングスラスト）がよくみられます．

子どもの様子をチェックする

　家庭・園において，食事中に口をあけたまま食べていないか，舌がのぞいていないかなどを観察してください．これらの様子がみられたときには，家庭と園が協力し，次のことを実践してください．
① 足を床や踏み台にしっかりつけた状態で姿勢を安定させる．
② 1回の取り込み量を減らす．
③ 口を閉じて，よく噛んで食べる．
④ 水分で流し込まない．

大きすぎないかな？

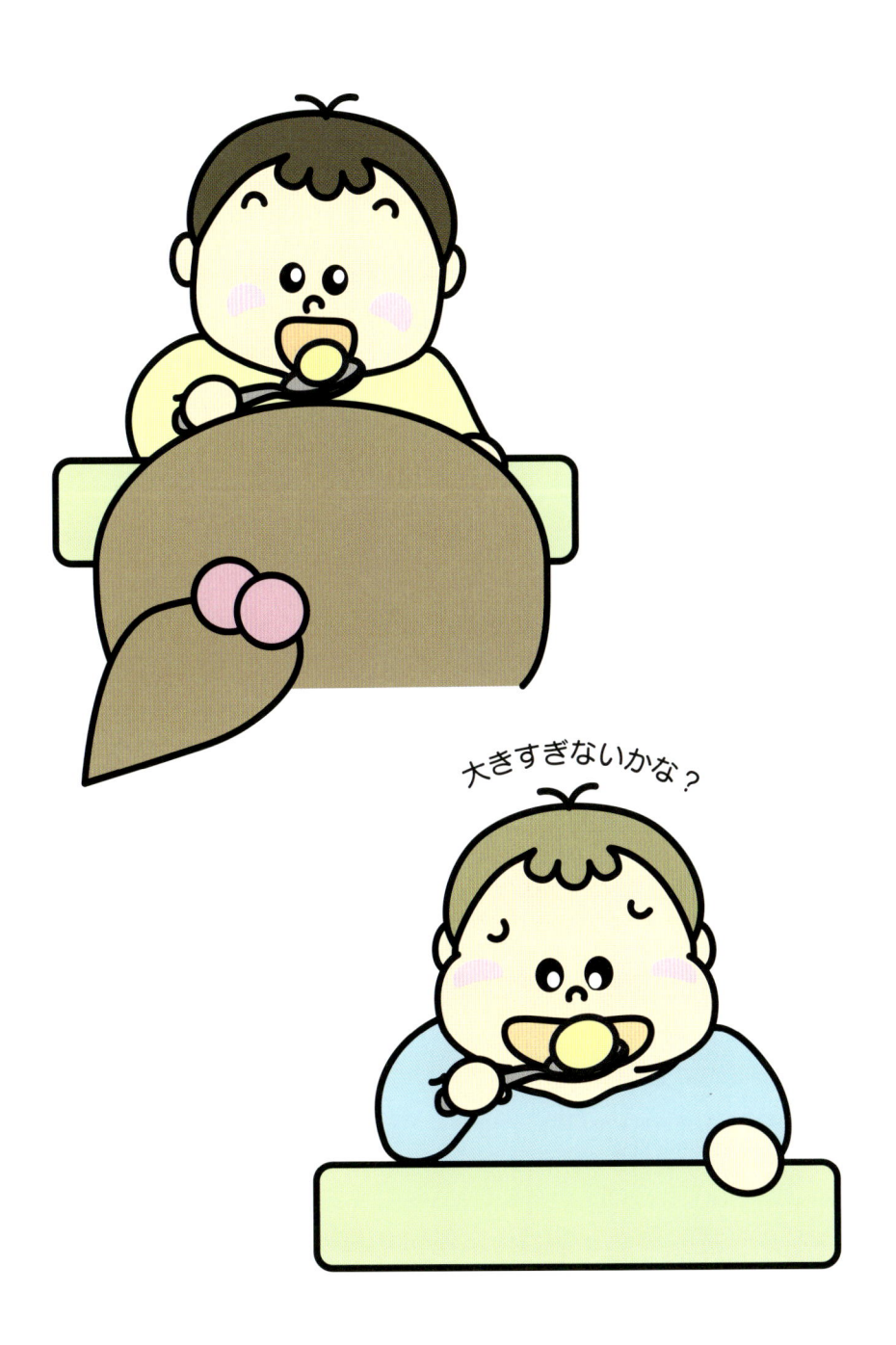

3

歯やあごの発育と硬いものを噛むこと

　幼児期前半では，咀嚼筋の発達が未熟であり，2歳前後では，歯の生え方に個人差があるため，奥歯が生えていない子どももいます．硬いものを無理に与えれば，丸呑みの習慣がつくなど悪い影響が心配です．硬いものを与えるのではなく，噛みごたえのある根菜類などを与えましょう．

　離乳期から野菜など噛みごたえのある食材を積極的に取り入れた子どもたちでは，4歳の時点で噛む力が平均値を大きく上まわったという調査報告があります．

　また，小学生を対象に，3か月間，朝夕の1日2回，10分間，噛みごたえのあるガムを使った咀嚼トレーニングを実施したところ，噛む力が増加したことと同時に，あごの発育がよくなったという報告もあります．

　つまり，噛むという力が適度な刺激として働くことで骨の成長を促したといえます．そして，よく噛むことは歯やあごの発育ばかりでなく，脳の働きにとっても重要です．

　また，4～6歳の健全な歯並びをもつ子どもたちを対象に行った，硬さの違う食品を食べさせたときの咀嚼筋の働きに関する調査では，健全な歯並びであるにもかかわらず，筋肉を上手に使えない子どもがかなりの割合でいました．すなわち，形態と機能は必ずしも一致しないことがわかったのです．

子どもの様子をチェックする

　離乳期の過ごし方は，その後の食べる機能の発達に大きな影響を与えます．しかし，その変化はリアルタイムで現れるのではなく，幼児期後半に食べ方の問題として表面化します．

　日ごろから子どもたちの食べる様子を観察し，「何か変だな」と思ったら，保護者には専門の先生を受診するようすすめましょう．

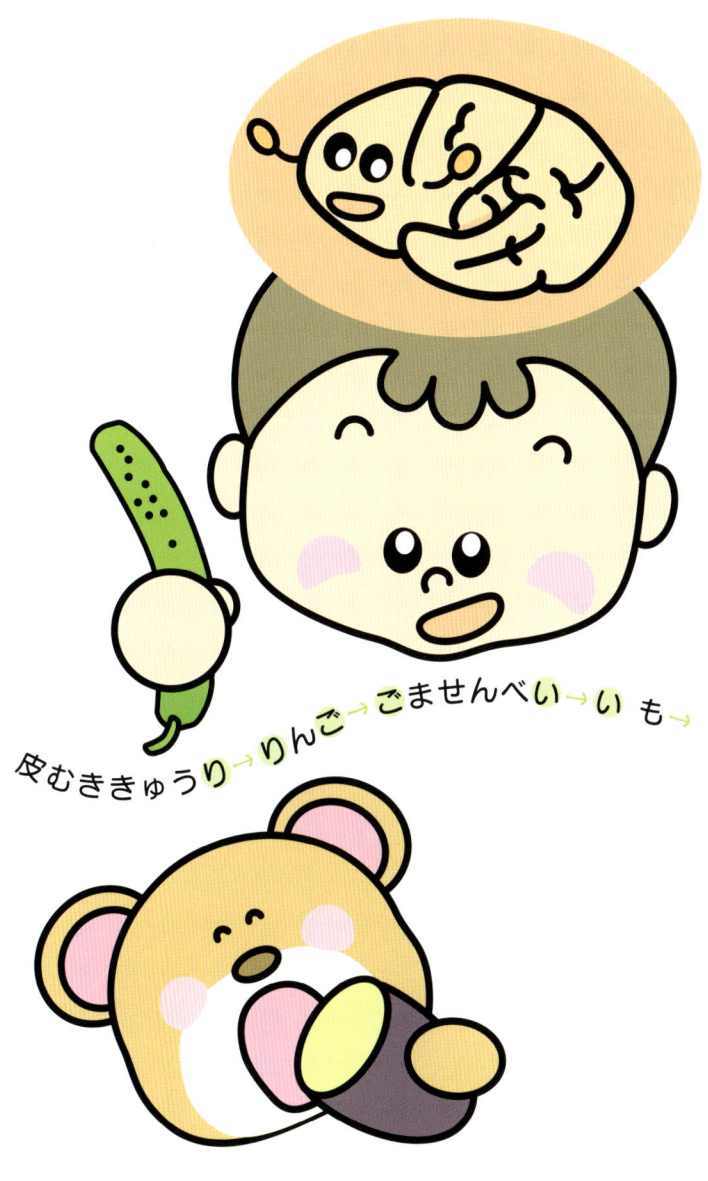

皮むき**きゅうり→りんご→ごませんべい→いも→**

にんじん→だいこん→れんこん→

4 歯科からみた食育の推進

5

子どもの虐待と歯科

1

被虐待児にみられる歯科的所見

　東京都歯科医師会が実施した調査によると，虐待を受けた子ども（6歳未満）の半数にむし歯があり，虐待を受けていない子どもの2倍以上で，1人当たりのむし歯の本数も多いという結果が出ています．背景にはネグレクト（養育の放棄，怠慢）が考えられます．

　しかし，むし歯の数が多いことだけで，虐待と決めつけるのは危険です．家庭の事情により祖父母に預けられていたり，母子家庭や父子家庭の場合は，むし歯の治療に行きたくても行けないという事情があります．

　最近の調査から，むし歯の本数（統計上は，むし歯とむし歯を治療した歯の合計）よりも，未処置歯の本数（むし歯があって治療していない歯）の多さが，虐待を受けている子どものサインとなる可能性が指摘されています．

　また，殴られるなどが原因で，歯の外傷が起こることがあります．歯の外傷では，一般的に受傷しやすい上の前歯や下の前歯以外の受傷には，注意が必要です．とくに，奥歯の外傷はまれであり，受傷の状況を確認する必要があります．

　外傷に関する保育者としての確認手順は，

　①どこの歯が受傷したのか，②どのような状況で受傷したのか，③受傷した歯は何本か，④歯の外傷を繰り返しているのか，などです．

子どもの様子をチェックする

> 　むし歯の状況だけで虐待の有無を判断することはできません．子どもの服装や不潔感など，身のまわりの変化といっしょに考えるべきです．また，子どもが精神的に追い詰められていることが多く，本来学童期以降にみられる爪かみなどの癖が低年齢にみられることもあります．

5 子どもの虐待と歯科

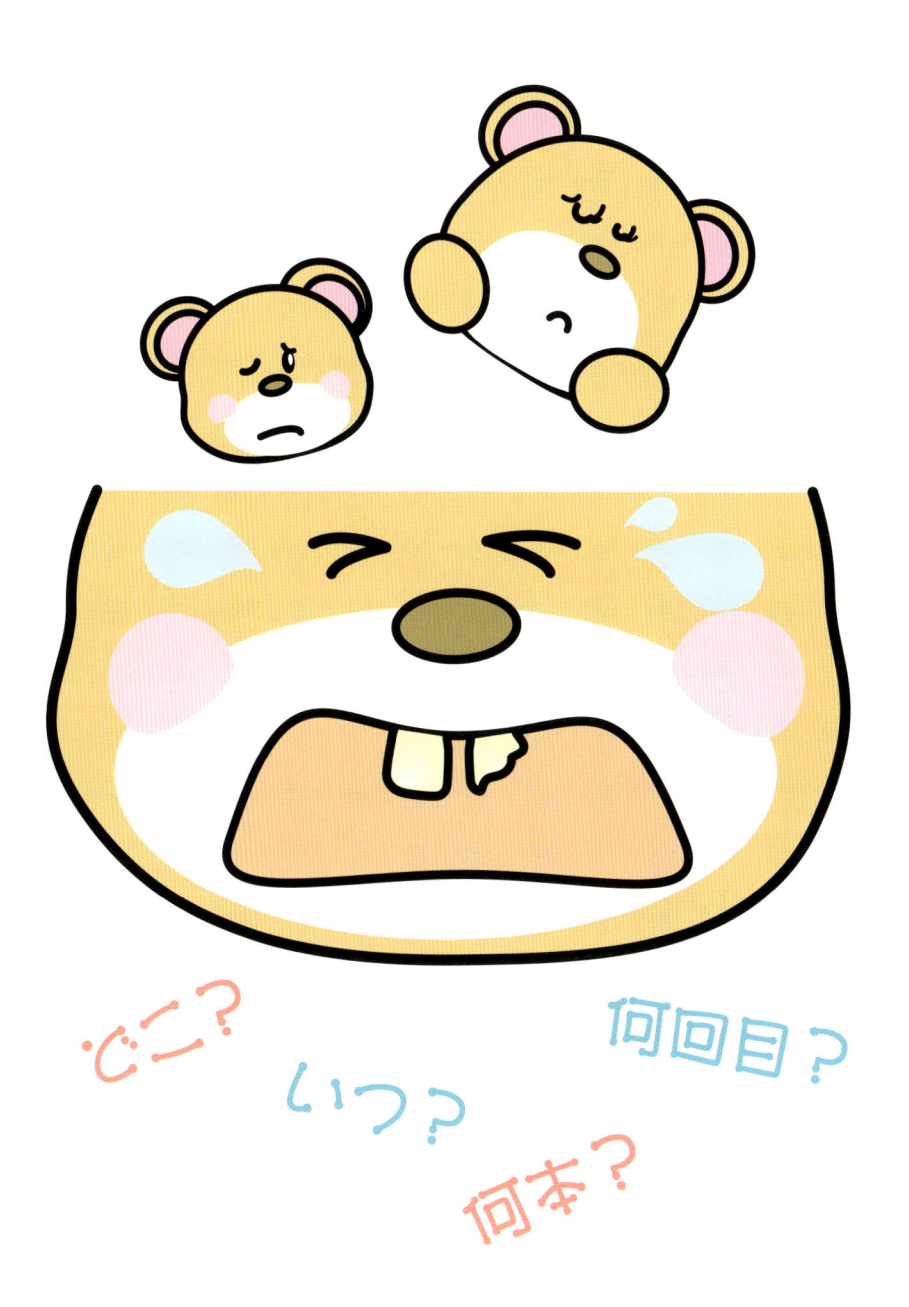

6

現場でおきやすい
事故とその対応

1 乳歯が陥没した場合の対応

　一般的に，乳幼児期の外傷は上あごの前歯によくみられます．そして，年齢からみると，1～3歳までの受傷頻度が全体の8割近くを占めています．その理由は，歩行などの運動機能が未熟で転倒しやすいためです．
　乳歯の陥入の程度や時期により，永久歯への影響は大きく異なります．
　軽度な陥入の場合は，受傷時期にかかわらず永久歯への影響は少ないと考えてよいでしょう．一方で，重度の陥入（歯が見えなくなるほどの陥没）の場合には，永久歯への影響が疑われます．
　とくに，1歳ころの受傷では，永久歯の石灰化が始まったばかりで，エナメル質が広範囲にわたり形成不全を起こす可能性があります．
　また，3歳ころの受傷では，永久歯の歯冠部はほぼ完成した状態のため，形成不全は局所に限られます．

園での対応

　わずかな陥没でしたら，急いで歯科を受診する必要はありません．受傷から2～3か月で元の位置に戻ることが多いので，それまでは経過をみましょう（写真➡）．しかし，重度の陥没では，永久歯への影響などが心配なため，保護者にはすぐに小児歯科を受診するようすすめましょう．

知っていましたか

　歯の受傷直後の変色は，歯髄の内出血がほとんどのため歯が赤みを帯びますが，時間が経つと赤みは消えることが多いのです．また，受傷から1か月を経過したころからみられる歯の変色は，必ずしも神経が死んでいるとは限りません．そのまま経過をみて，歯の黒ずみや揺れが大きくなったときは歯科医院を受診しましょう．

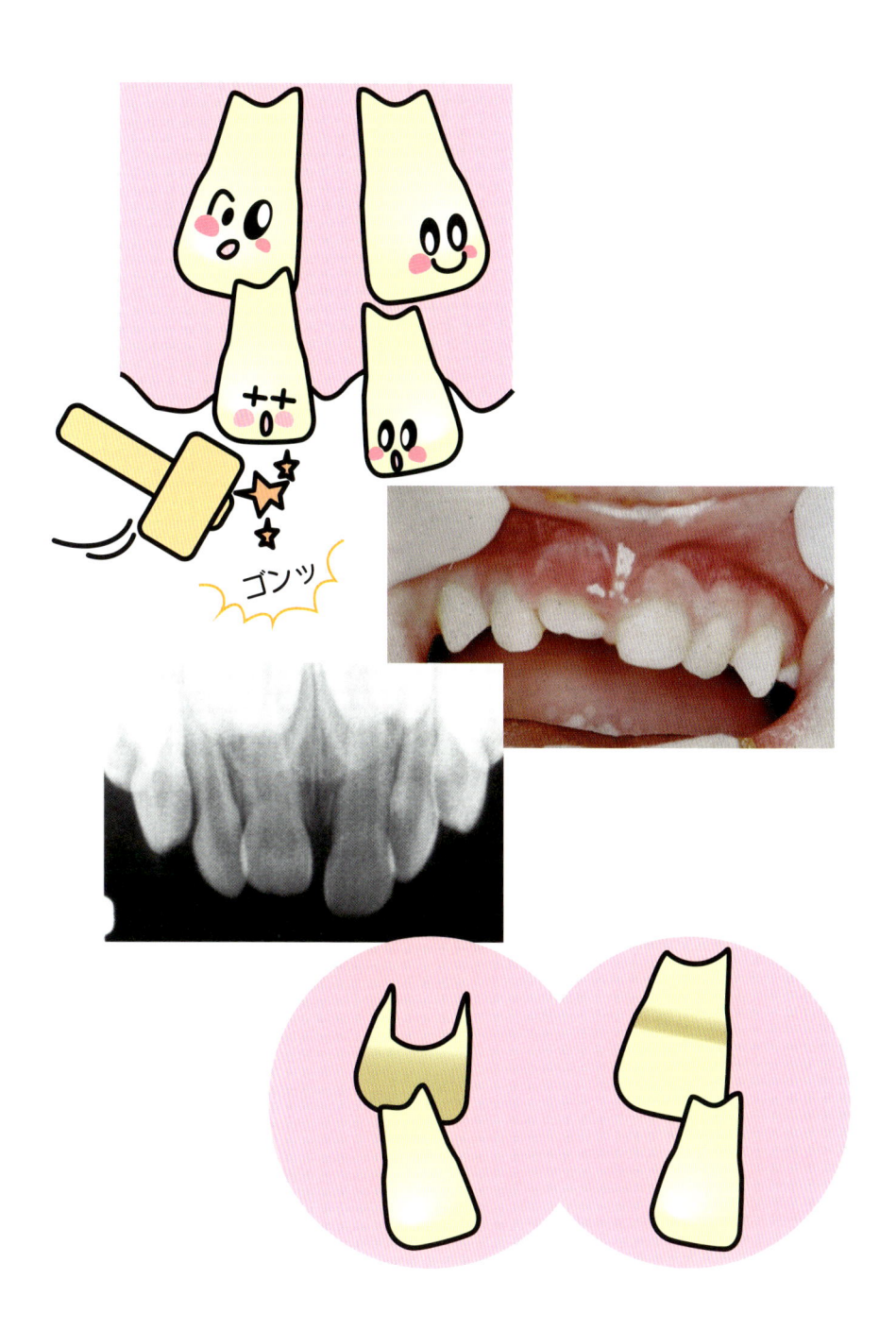

6 現場でおきやすい事故とその対応

2

乳歯が欠けた場合の対応

　歯の破折がエナメル質まででとどまっている軽度な場合には，歯の神経や歯のまわりの組織への影響は少ないと考えてよいでしょう．

　しかし，破折をそのまま放置しておくと，歯肉や舌などを傷つけたり，食べものを噛んだはずみにもっと大きく欠けてしまうことがあるため，保護者には小児歯科を受診するようすすめましょう．

　破折が象牙質や歯髄の近くまで達するような重度の場合には，歯がしみたり，歯の神経が化膿することがあるため，保護者にはできるだけはやく小児歯科を受診するようすすめましょう．

園での対応

　保育中，転倒や衝突による外傷で歯が欠けた場合には，受傷の程度にかかわらず，歯科医院を受診しましょう．その際，可能な限り破折片をさがし，水に浸けたまま乾燥させないようにして歯科医院へ持参しましょう．

　応急処置としては，受傷部を清潔に保ち，感染を防ぐことが第一です．とくに，屋外で受傷した場合には，うがいや清潔なガーゼで受傷部をぬぐいます．歯のまわりの組織から出血している場合には，できるかぎり清潔なガーゼで圧迫します．5分くらいで止血します．

知っていましたか

　歯の破折は，歯が欠ける場合だけではなく，歯のわずかな亀裂も歯の破折に分類されます．この亀裂も長く放置すると，歯がしみたり，歯が欠ける引き金となることがあります．歯を受傷し，破折がなくても，歯がしみるなどの症状がみられる場合には，歯科医院を受診しましょう．亀裂は歯科用の接着性材料でコーティングします．

歯髄

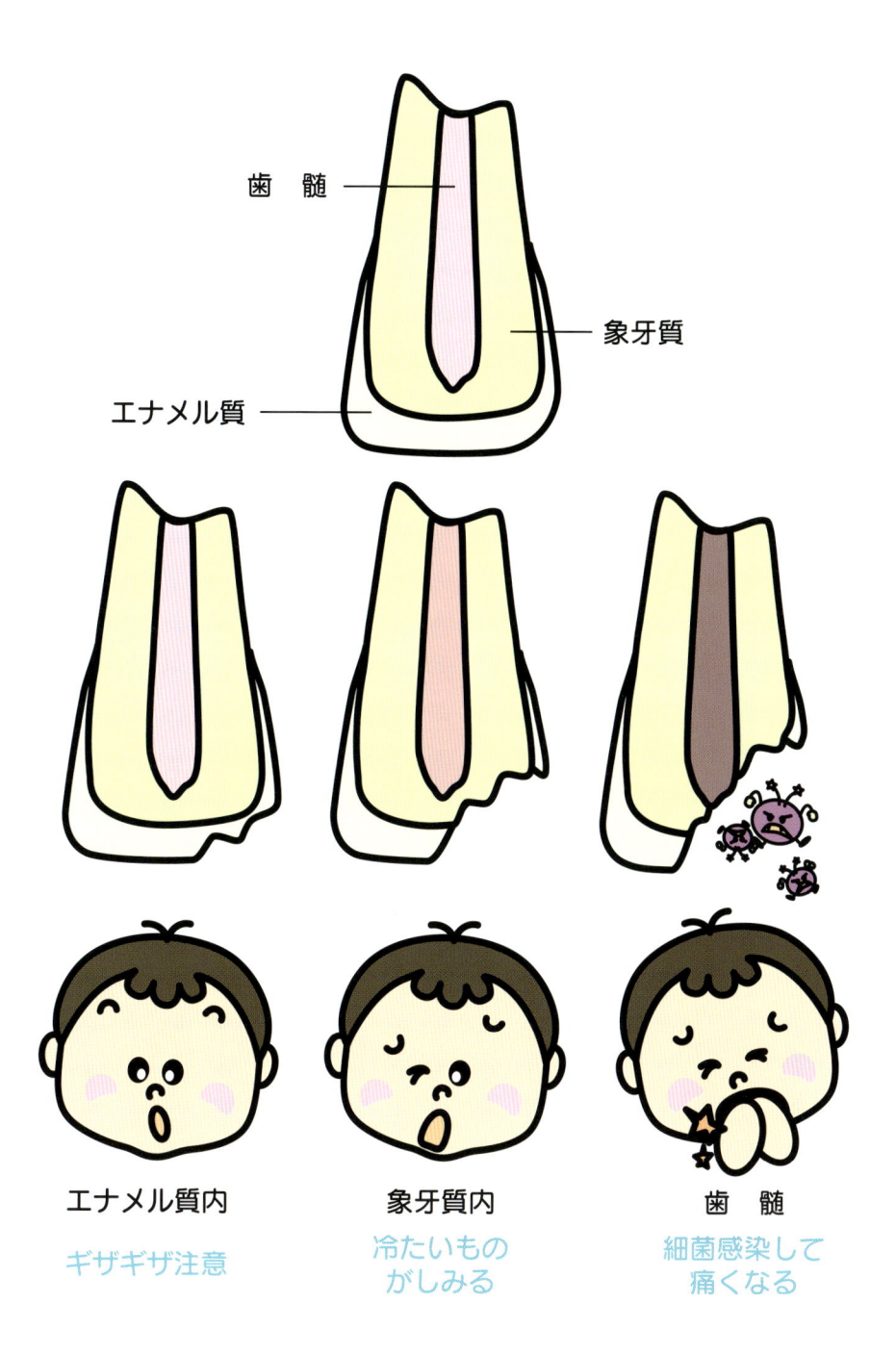

象牙質

エナメル質

エナメル質内	象牙質内	歯髄
ギザギザ注意	冷たいものがしみる	細菌感染して痛くなる

6 現場でおきやすい事故とその対応

3

乳歯の根が折れたかどうかの見極め方

　乳歯の外傷における根の破折の頻度は，決して少なくありません．
　それには理由があり，乳歯は永久歯に比べ，歯の高さに対して歯の根が長く，歯の根の中央部から先端にかけて彎曲しているため，外力により容易に破折が起こりやすいのです．
　歯の根の破折では，固定という治療が必要になるため，できるだけはやく歯科医院を受診する必要があります．
　固定の期間が2か月になることもあり，長期管理が必要です．

園での対応

　応急処置としては，受傷部を清潔に保ち，感染を防ぐことです．そして，うがいや清潔なガーゼで受傷部をぬぐうとき，歯の揺れを確認してください．本来の歯の揺れは，0.2 mm以内といわれているため，歯に軽く触ったとき，揺れていると感じたら，それは生理的な動揺とはいえません．
　さらに，歯ぐきからにじみ出るような出血が続いていないか確認します．歯の動揺が大きく，歯ぐきからにじみ出るような出血があるときには，根の破折を疑うべきです．安静にした状態で，歯を咬み合わせないようにして，できるだけはやく歯科医院を受診しましょう．

知っていましたか

　根の破折では，どこの部分で破折したかで，予後が大きく変わってきます．
　歯の根の先端付近であれば，予後が比較的良好ですが，破折部が歯冠に近づくにつれ，予後が悪く抜歯になることがあります（写真➡）．

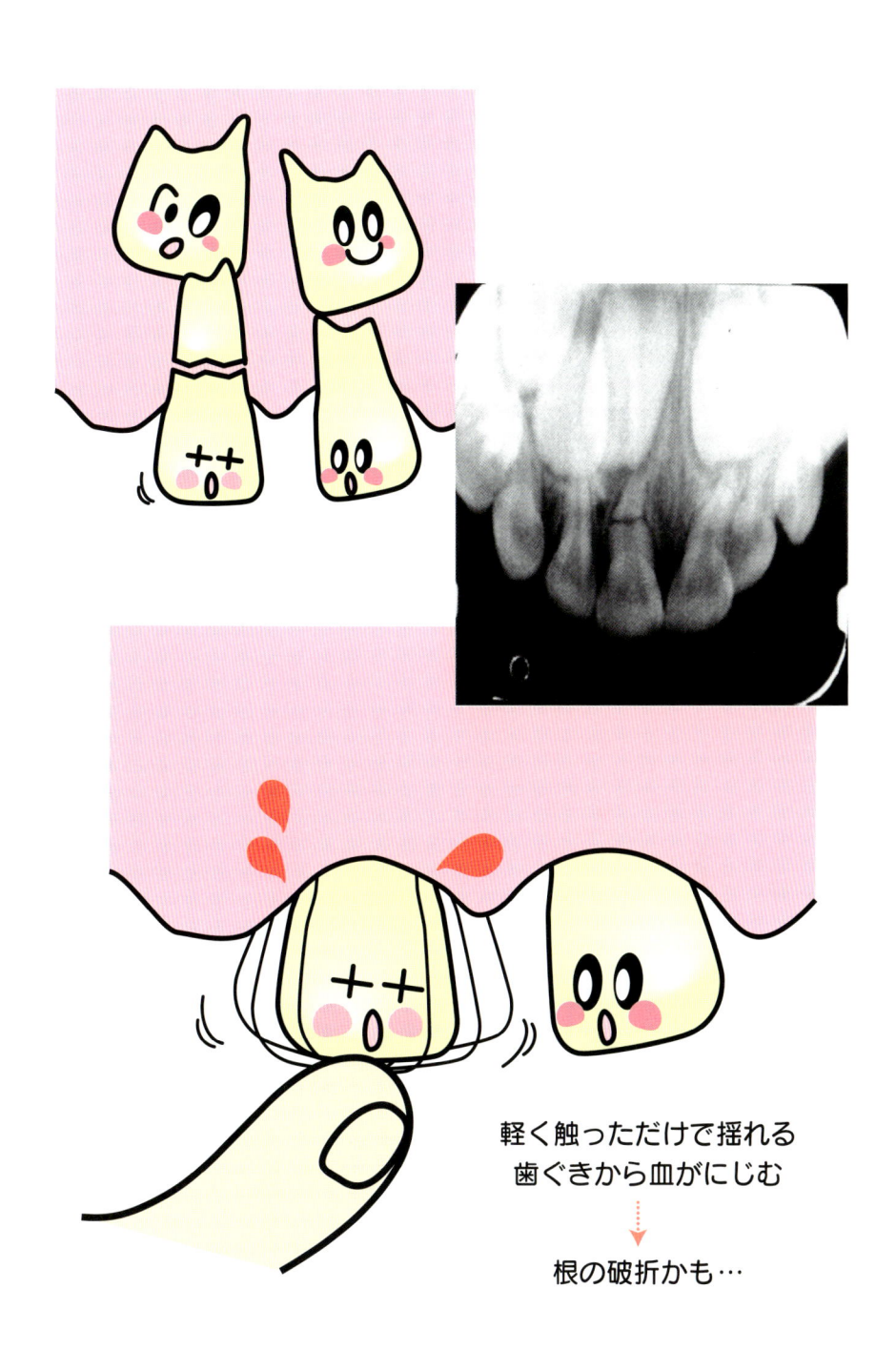

軽く触っただけで揺れる
歯ぐきから血がにじむ
↓
根の破折かも…

6 現場でおきやすい事故とその対応

4

乳歯が抜けてしまった場合の対応

　乳歯が抜けてしまった場合，その歯を元の位置にもどす，いわゆる，再植は，予後が悪いという理由で，以前はあまり行われていませんでしたが，再植の技術や材料の進歩により，最近では積極的に行われるようになってきました．

　しかしながら，乳歯の再植では，診断や治療に関する明確な基準は示されていません．永久歯再植の条件として，次の2つのことははっきりしていますので，乳歯にも当てはめることができます．
　① 歯が抜けてから歯を元の位置に戻すまでの時間が，30分以内であれば，90％が予後良好という報告がある．
　② 抜けた歯の歯根膜（歯を取り巻くクッション）を乾燥させない．

園での対応

　乳歯が脱落した時点で，歯が不潔な状態であれば流水で洗い流します．その際，次のことに注意してください．
　① 歯根膜を直接手で触らないこと（手には細胞を破壊する酵素がある）．
　② 洗い流す程度であれば水道水でもよいが，長い時間，水道水に浸けないこと（浸透圧の関係で細胞が膨張し死んでしまう）．
　そして，脱落した歯を冷たい牛乳（腐敗を防ぐ意味で冷たいことが重要）や保存液に浸けた状態で，30分以内を目標に歯科医院を受診しましょう（写真➡）．
　保存液は，細胞用培養液の準備は困難で，冷たい牛乳も常備しているとは限りません．市販の歯の保存液を常備しておくとよいでしょう．
　また，脱落した歯をせっかく元の位置に戻しても，指しゃぶりやタオル咬み，舌癖があれば，再植した歯に力が加わることになるため，止めさせるよう指導しなければなりません．

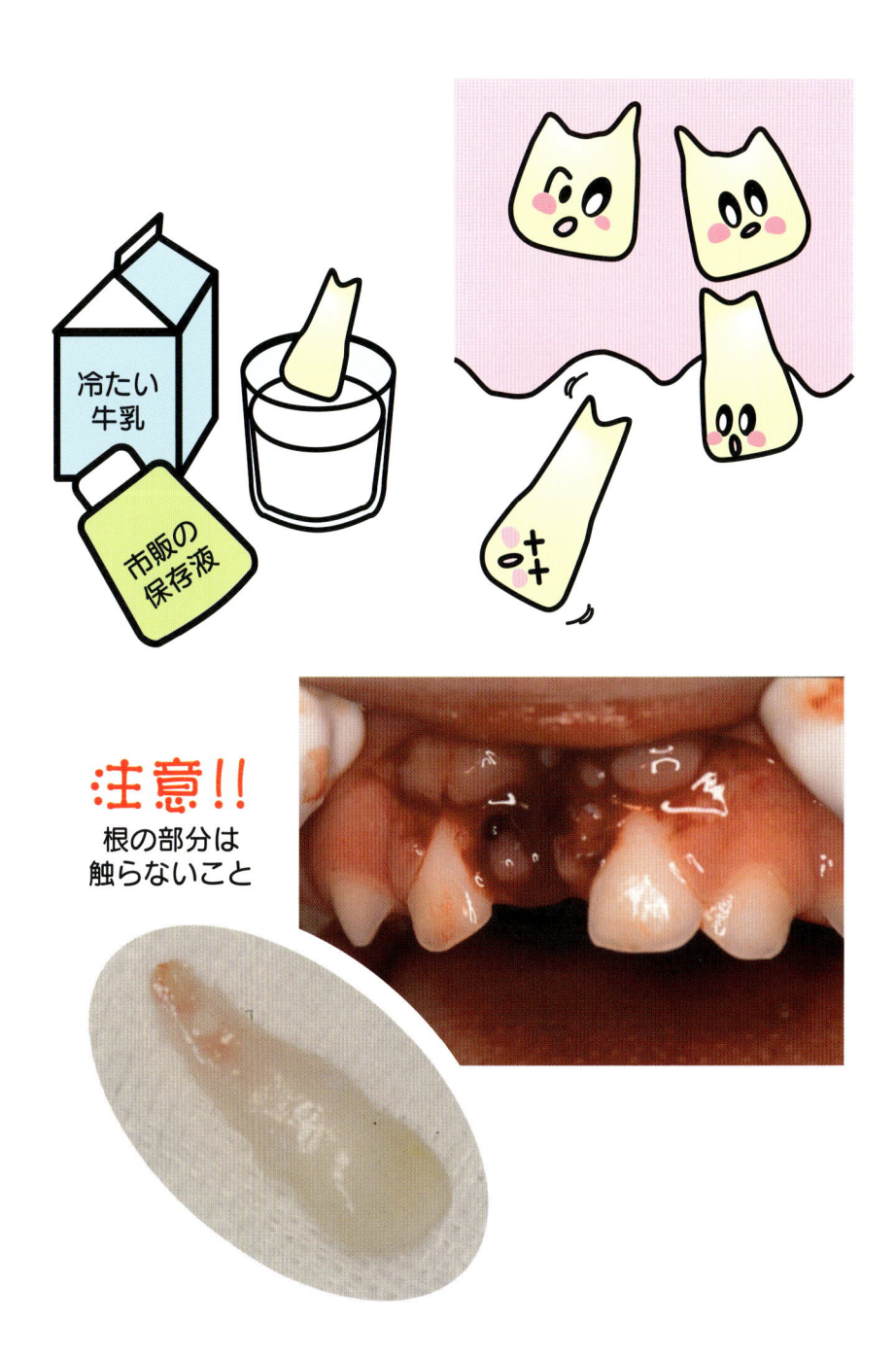

冷たい牛乳

市販の保存液

注意!!
根の部分は
触らないこと

6 現場でおきやすい事故とその対応

5

家庭や園で起こる偶発事故

　歯科的に問題となる事故は，異物による口の中の損傷や異物の軟組織への刺入や迷入です．歯ブラシ，箸，スプーンなどをくわえたまま転倒し，口蓋，舌，頬粘膜を傷つける場合や，ストロー，裁縫針などの異物が口の中に迷入したという報告があります．

　歯ブラシによる外傷ですが，歯ブラシが危険なものであると誤解しないでください．低年齢児では，遊具やビン，スプーンなどをくわえていての外傷が中心で，歯ブラシによる外傷が決して多いわけではありません．しかし，幼児期後半では，園児による歯磨きが主体であり，保育者の目がとどきにくいこともあり，ふざけていて歯ブラシ外傷が起こる可能性は高いといえます．そのため，家庭や園において，くわえ歯ブラシによる歩行や歯ブラシ遊びの禁止を周知することで，歯ブラシ外傷を予防しなければなりません．

　また，低年齢児に多い偶発症として，ストローなどのプラスチック製品を歯にはさめることです．歯に迷入したことに気づくのが遅れ，歯ぐきから膿が出たり，歯が揺れだしてはじめてわかる場合もあります．

園での対応

> 　歯ブラシ，箸，スプーンなどによる外傷では，その受傷状況により医科を受診するか，歯科を受診するかの判断に困る場合があります．口の中の外傷では，外傷の原因となる物が破損し迷入した可能性や，園児の意識レベルなどの全身状態から判断すべきです．軽度の場合であっても，鋭利なものによる外傷より鈍角なものによる外傷は傷の治りが悪いこともあり，感染予防という点からも，保護者には歯科医院を受診するようすすめましょう．

あっ

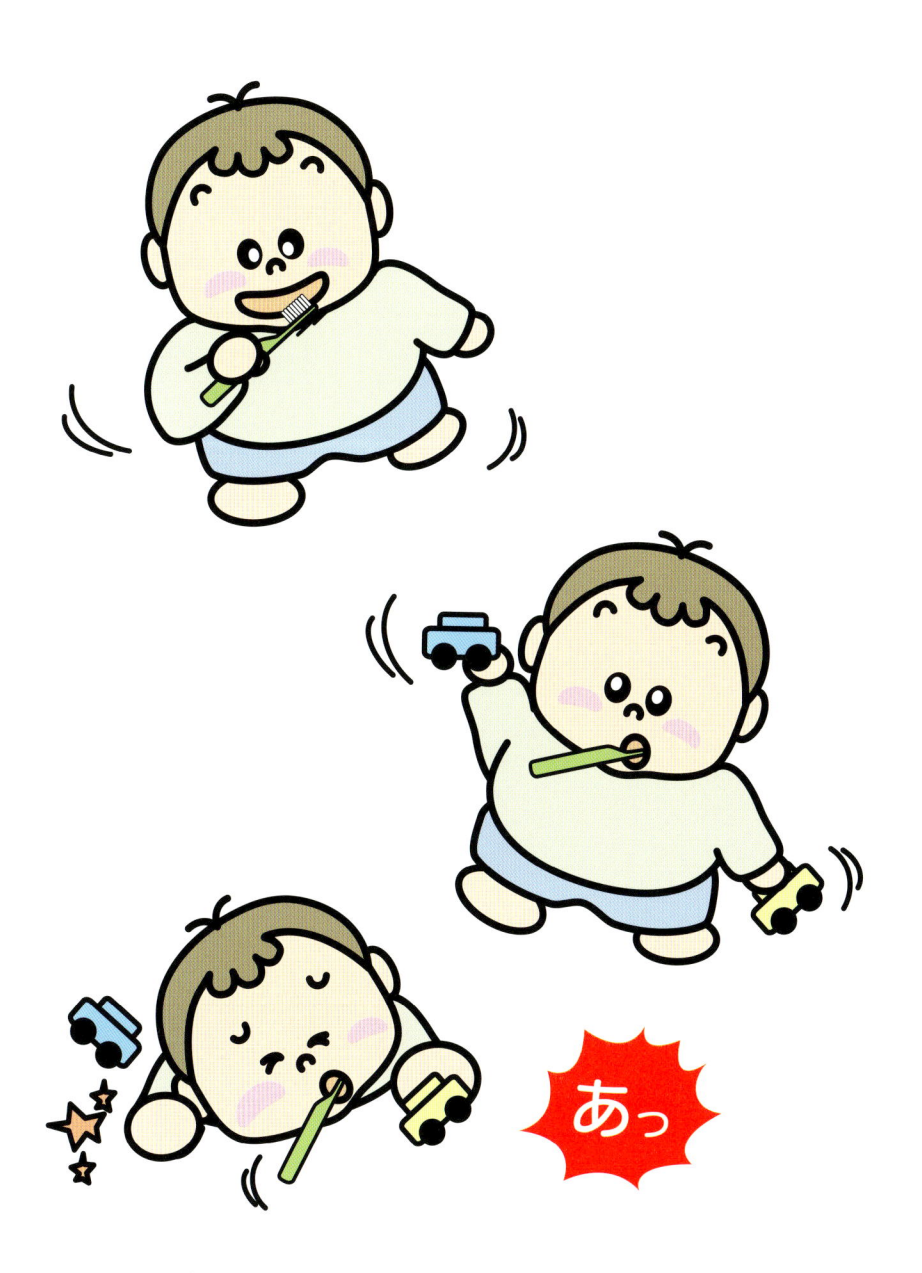

6 現場でおきやすい事故とその対応

7

保育者が知っていてほしい
歯や口の病気14

1　リガフェーデ病

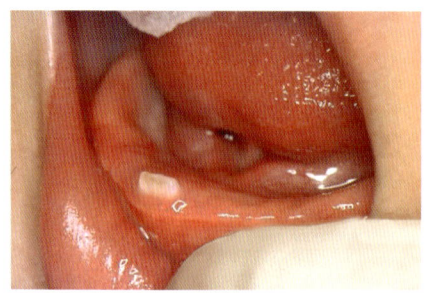

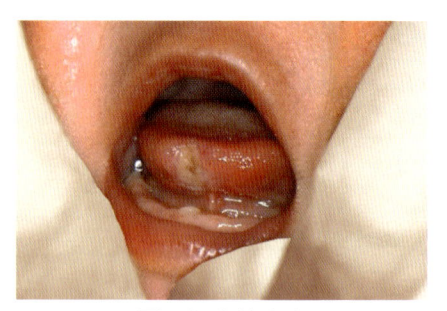

①　先天性歯

②　褥瘡性潰瘍

- よくみられる年齢　新生児（0歳）
- 原　因　　　　　　先天性歯（出生時に生えている出産歯と，新生児期に生えてくる新生歯をあわせて先天性歯と呼ぶ）の刺激で起こる（写真①）．
- おもな症状　　　　下あごの前歯の刺激によって，舌下部にさまざまな褥瘡性の潰瘍ができるため（写真②），乳幼児では授乳量の減少や摂食困難がみられることが多い．

対　応

下あごの前歯の刺激を取り除くことが第1選択となるため，歯科医院を受診し，前歯の鋭端を削ってもらうかあるいは研磨をしてもらいましょう．

保護者へのアドバイス

潰瘍部分が陥没したり，広がるようなら，できるだけ早く歯科医院を受診するようすすめましょう．また，舌下部分だけではなく，下唇を巻き込む癖のある乳幼児では，下唇の裏側にも潰瘍ができることがあるため，口の中を丁寧に観察することが大切です．

2　ヘルペス性歯肉口内炎

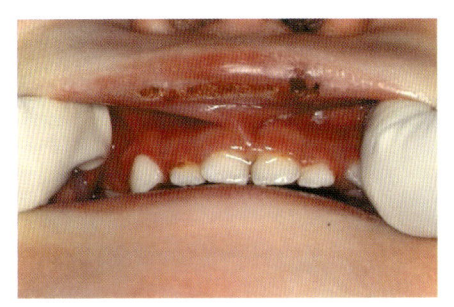

③　ヘルペス性歯肉口内炎

- よくみられる年齢　乳幼児（0〜3歳）
- 原　因　単純ヘルペスウイルスによる感染で起こる．
- おもな症状　前駆症状として，不機嫌，発熱，扁桃痛が2〜3日つづいた後，高熱とともに口腔粘膜や舌に小水疱ができ，すぐに壊れ，びらんとなり，疼痛や流涎（よだれ）がみられる．歯肉は腫れあがり，口臭がみられることがある（写真③）．

対　応

2〜6週間で治るので，基本的には口の中を清潔に保つことが重要です．歯肉が腫れているため，汚れによる歯肉炎と間違えて歯磨きをしすぎると，症状を悪化させることになるため，注意が必要です．

保護者へのアドバイス

症状が強い場合には，脱水を起こさせないことが大切で，積極的に水分を与えるようにします．できるだけはやく専門医を受診するようすすめましょう．

3 口角炎（口角びらん）

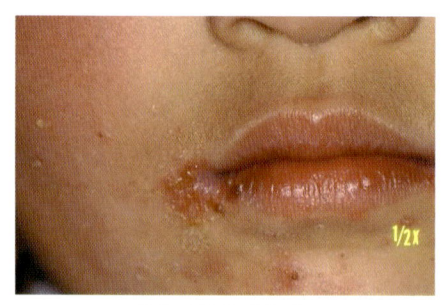

④ 口角びらん

- よくみられる年齢　乳幼児（0～6歳）
- 原　因　直接的な原因は流涎による細菌感染であるが，その誘因としては高熱性疾患やビタミンB_2の欠乏があげられる．
- おもな症状　口角部の皮膚から粘膜にかけて発赤し，やがて亀裂を生じ，表面は痂皮を形成する．口を開いたときに疼痛を生じる（写真④）．

対　応

びらん部に抗菌薬入りの軟膏を塗布することで，2～3週間で治癒します．

保護者へのアドバイス

　口唇ヘルペスとの鑑別が必要なことがあります．口唇ヘルペスはヘルペスウイルスの再活性化により起こるもので，口唇の粘膜および皮膚に小水疱が現れ，その後，アフタを形成するため，口角付近にもアフタがみられることがあります．口角炎では口唇にびらんが及ぶことはないため，注意深く観察すれば，見分けはつきやすいものです．

4 上唇小帯付着位置異常

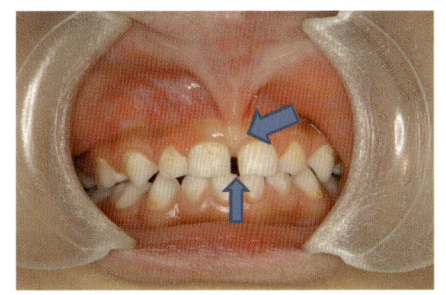

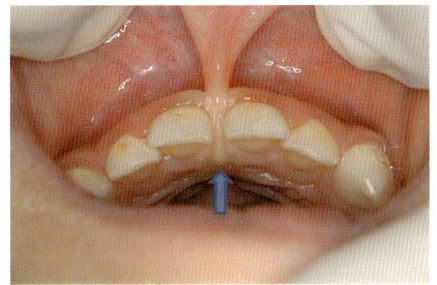

⑤ 上唇小帯付着異常

⑥ Blanch テスト

- よくみられる年齢　幼児（3～6歳）
- 原因　出生時には上唇の小帯は高位にあるが（写真⑤の矢印），発育に伴いしだいに退縮し，付着位置が変化するが，この退縮が正常に行われないことが原因である．
- おもな症状　乳歯列の完成時においても，上唇の小帯が高位にあり肥厚しているときは，正中離開（写真⑤の矢印）がみられる．

対応

　口唇を上方にもち上げて引っ張るようにすると，小帯の付着している部分が白く変色するので，確認は容易にできます（写真⑥）．多くの場合，増齢に伴い位置が変化するので，永久歯の前歯部が交換するまでは経過観察とします．

保護者へのアドバイス

　歯磨きを嫌がる原因にもなるため，小帯が張っているときには，上唇を人差し指でもち上げ，小帯をさけるようにして歯磨きをするとよいでしょう．

5 舌小帯短縮症

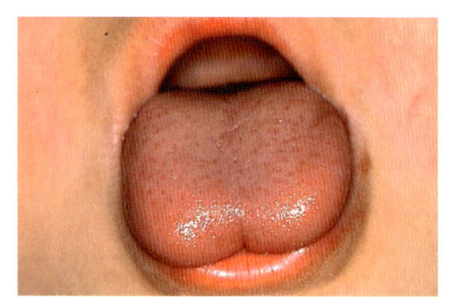

7 **分葉舌**（舌の先が割れている）

- よくみられる年齢　幼児（3～6歳）
- 原　　　因　　　舌および小帯の発育の不調和により起こる．
- おもな症状　　　小帯が太く短く，舌が動かしにくくなる．短縮症の診断は，舌を前方へ伸ばしたときに舌の先がくびれてハート型，いわゆる分葉舌（写真7）になるかどうかが決め手になる．

対　応

乳児および幼児期前半では，授乳障害の有無により対応が異なります．授乳障害がない場合は，発音が完成する5歳ころまで様子をみていき，就学前後で舌小帯伸展術を行うこともあります．

保護者へのアドバイス

一般的に乳歯列では，発育に伴う小帯の変化により自然治癒することが多いといえます．明らかな発音障害がみられるときには，舌小帯強直症（舌で上口唇をなめることができず，舌を挙上できない状態）を疑うべきであり，早急に小児歯科を受診するようすすめましょう．

6 萌出性嚢胞

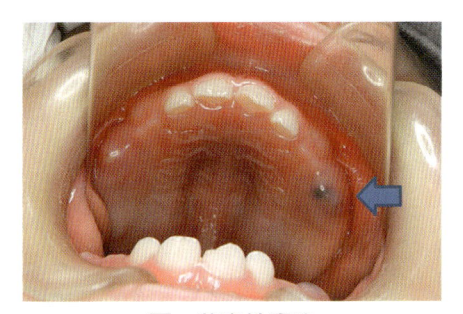

図8 萌出性嚢胞

- よくみられる年齢　幼児（1〜2歳）
- 原因　乳歯が生えてくる直前の歯肉の中で，歯の周囲に組織液や血液が貯留した場合に起こる．
- おもな症状　限局的で波動性（押すとぶよぶよする）があり，痛みを伴わない膨らみで，まれに二次的感染により痛みを訴えることがある（写真8）．

対応

機械的な刺激による出血から膨らみが青紫色になることが多く，その場合は，萌出性血腫と呼びます．歯が生えることで自然治癒するので，経過観察とします．

保護者へのアドバイス

1歳代で，歯肉に膨らみができ，青紫色になるため，多くの保護者は神経質になるものです．しかし，乳歯の奥歯によくみられ，歯の生える時期と重なることから，口の中をしっかり観察すれば，見分けはつきやすいものです．

7　歯肉囊胞（上皮真珠）

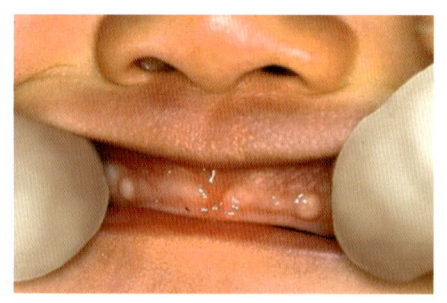

⑨　歯肉囊胞（上皮真珠）

- よくみられる年齢　乳児（0〜1歳）
- 原　因　歯のつくられる過程で吸収されずに残った歯堤（歯のへその緒のようなもの）が角化して起こる．
- おもな症状　乳歯萌出前の乳児の歯肉に1個または数個みられる腫瘤で，内容物には粘性の液状物質が含まれるため，囊胞と呼ばれている．前歯や奥歯の歯肉にみられるが，とくに上あごの前歯によくみられる（写真⑨）．

対　応

自然に消失するので，経過観察とします．

保護者へのアドバイス

　乳児の歯肉に白色，あるいは黄白色の真珠のような小さな歯肉の膨らみがみられるため，心配になることも多いのですが，時期と発現部位から見分けがつきやすいものです．

8 粘液囊胞

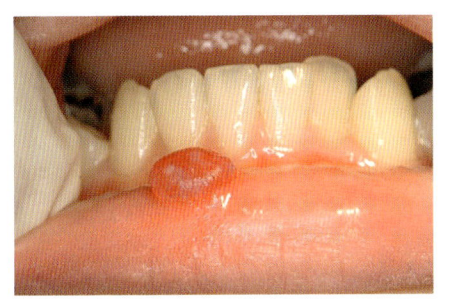

⑩ 粘液囊胞

- よくみられる年齢　幼児から学童（3〜12歳）
- 原因　口腔の粘膜を咬んだり，傷つけたり，炎症などによる小唾液腺の流出障害で起こる．
- おもな症状　粘膜下の小唾液腺が障害を受けるため，唾液が組織内にたまってしまい，半球形の膨らみがみられる．表面はなめらかで，下口唇によくみられる（写真⑩）．

対応

再発を繰り返すことが多く，基本的には原因となる小唾液腺とともに摘出術を行います．しかし，いきなり摘出術ではなく，囊胞の大きさや年齢などを考慮し，判断します．

保護者へのアドバイス

囊胞の摘出術は，膨らみのある状態で行う必要がありますが，膨らみは刺激で破けやすく，手術のタイミングをはかりにくい疾患です．

9　歯肉膿瘍

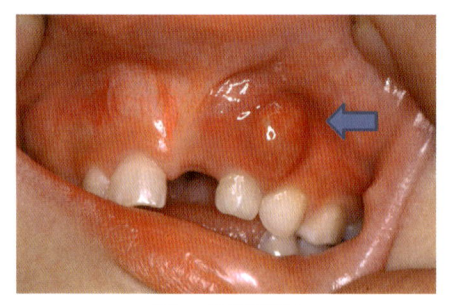

11　歯肉膿瘍

よくみられる年齢	幼児（3～6歳）
原　　因	むし歯や外傷により，歯の神経が死んでしまうことで，歯の根の先に膿がたまることによって起こる．
おもな症状	幼児では歯を支える骨（歯槽骨）が軟らかいため，たまった膿は骨の中を通りぬけ，歯肉に達しやすい．米粒大の膨らみ，あるいは広い範囲にわたり歯肉に膿がたまることがある．

対　応

　歯磨きのときや日常生活のなかで，膿の膨らみに気づくように心がけることが大切で，早期に対応すれば，予後がよいといわれています．原因となる歯の根の治療が必要な疾患です．

保護者へのアドバイス

　外傷を受けた乳歯は，無症状のまま歯の神経が死んでしまい，根の先に膿がたまることがあります．受傷した後は，とくに口の中をチェックし，歯肉に膨らみがないかを観察することが大切です（写真11）．

10 口腔カンジダ症（鵞口瘡）

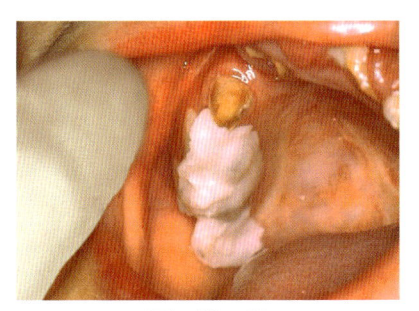

図12 鵞口瘡

- よくみられる年齢　乳幼児（0〜1歳）
- 原　因　乳児下痢症，発熱，抗菌薬やステロイドの長期服用などによる体力消耗と抵抗力の低下が誘因となり，口腔常在菌の真菌である *Candida albicans*（カンジダ　アルビカンス）に感染して起こる．
- おもな症状　初期は舌や頬粘膜に粟粒大の白色の斑点がみられ，しだいに癒合して偽膜性の大きな白斑となる（写真12）．

対　応

口腔を清潔に保ち，体力の回復をはかることが大切です．重症のときは，専門家を受診し，抗真菌薬を処方してもらいましょう．

保護者へのアドバイス

体力消耗や抵抗力の低下という点で，乳児期にみられることが多く，舌や頬粘膜に境界明瞭な白色偽膜として現れるため，見分けはつきやすいものです．

11 癒合歯(ゆごうし)

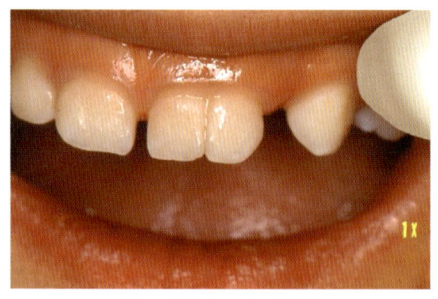

図13 癒合した乳歯

- よくみられる年齢　乳幼児（0〜2歳）
- 原因　歯がつくられる過程において，歯と歯がくっついてしまうことで起こる．
- おもな症状　隣り合う歯がくっついたようにみえるため，歯の形の異常によって気づくことが多い（写真13）．通常は2つの歯がくっつくが，数歯に及ぶ場合もある．下の前歯でみられることが多く，くっついた2つの歯のうち，どちらか一方の永久歯が消失する割合は約40％といわれている．

対応

特別な対応は必要ありませんが，くっついている接合部がむし歯になりやすいことから，口腔清掃には細心の注意が必要です．

保護者へのアドバイス

くっついている乳歯を見分けることは比較的容易です．将来の永久歯のことを考え，小児歯科を受診するようすすめましょう．

12 低位乳歯

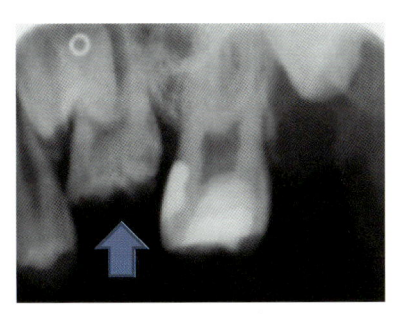

⑭ 低位乳歯

- よくみられる年齢　幼児（1〜6歳）
- 原　因　原因は不明であるが，下から生える永久歯が欠如している場合や外傷，乳歯の根が骨と癒着することで起こると考えられる．
- おもな症状　乳歯が生えはじめてから咬み合わせることなく低い位置にある場合や，もともと咬み合っていたものが何らかの原因で歯の高さが低くなった状態をいう（写真⑭）．

対 応

特別な対応は必要ありませんが，歯の交換が遅れることが多く，また，乳歯の下の永久歯が消失していることもあります．

保護者へのアドバイス

低位乳歯があると両隣りの歯が傾斜しやすくなり，将来的に歯並びの問題が起こりやすいため，歯科医院を定期的に受診するようすすめましょう．

13　エナメル質形成不全症

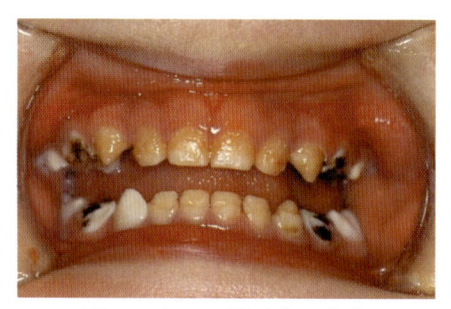

⑮　エナメル質形成不全症
（粗造タイプ）

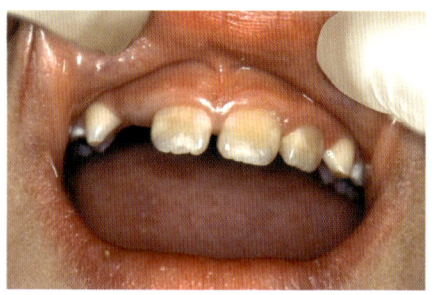

⑯　エナメル質形成不全症
（石灰化不良タイプ）

- よくみられる年齢　乳幼児から学童（0～12歳）
- 原　　因　　エナメル質をつくるもとになる細胞の障害により，歯のエナメル質に障害がみられる遺伝性の疾患である．
- おもな症状　乳歯と永久歯のエナメル質だけに症状がみられる．エナメル質の表面が粗造になるタイプ（写真⑮）や，石灰化が悪いため歯がくすんでみえるタイプ（写真⑯）に大別される．

対　応

　エナメル質が粗造なタイプでは，知覚過敏や歯の着色による審美障害がみられることがあるため，歯科医院を定期的に受診しましょう．
　石灰化が悪いタイプでは，口腔衛生状態が不良な場合に，むし歯になりやすいので，歯磨きを中心とした口腔ケアが大切です．

保護者へのアドバイス

　遺伝性の疾患のため，保護者を含め家族にとってはデリケートなことなので，慎重に対応しましょう．

14　象牙質形成不全症

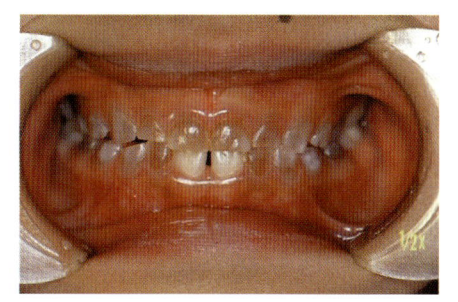

17　象牙質形成不全症
（透き通った乳歯）

- よくみられる年齢　乳幼児から学童（0〜12歳）
- 原　因　象牙質をつくるもとになる細胞の障害により，歯の象牙質に障害がみられる遺伝性の疾患である．
- おもな症状　歯が透けて見えることと，歯のすり減りが顕著なため，見分けはつきやすい．象牙質だけに症状がみられるタイプと，骨形成不全症の一症状として現れるタイプに大別される（写真17）．

対　応

歯髄（歯の神経が入っている組織）に象牙質の異常な沈着がみられたり，あるいは象牙質が異常に薄くなったりするため，歯のすり減りを防止することと審美性をはかることが大切です．専門医を受診し，定期的な管理が必要になります．

保護者へのアドバイス

すべての歯が変色し，透けて見える場合には，全身疾患を疑うべきであり，専門医を受診するようすすめましょう．

さくいん

あ行

安静時舌圧 ……………………… 58

イオン飲料 ……………………… 10
遺伝 …………… 16, 60, 112, 113

エナメル質 ………………… 88, 90
エナメル質形成不全症 ………… 112

おしゃぶり ………………… 50, 52

か行

開咬 ………………………… 52, 54
顎関節症 ………………………… 68
鵞口瘡 ………………………… 109
噛まない子 ……………………… 78
噛めない子 ……………………… 8
間食 ……………………………… 36
感染の窓 ………………………… 8

虐待 ……………………………… 84

空気嚥下症 ……………………… 78
偶発事故 ………………………… 96
口呼吸 ……………………… 54, 56

口の癖 …………………………… 50

構音 ……………………………… 70
口蓋扁桃 ………………………… 60
口角炎 ………………………… 102
口腔カンジダ症 ……………… 109
口腔バイオフィルム …………… 12
口唇閉鎖不全 …………………… 56
口唇ヘルペス ………………… 102
咬耗 ……………………………… 66
ことばの発達 …………………… 70
ことばの問題 …………………… 72
根の破折 ………………………… 92

さ行

再植 ……………………………… 94
再石灰化 …………………… 14, 18
酸蝕 ……………………………… 66
酸蝕症 …………………………… 18

仕上げ磨き ………………… 26, 30
シーラント ……………………… 46
歯根膜 ……………………… 76, 94
歯周病 …………………………… 12
歯髄 ………………………… 88, 90
歯肉嚢胞 ……………………… 106

115

歯肉膿瘍	108	代用糖	40
授乳障害	104	ダブルブラッシング法	32
上顎前突	52	食べ方	78
小窩裂溝	46		
上唇小帯	72	爪かみ	84
上唇小帯付着異常	103		
上皮真珠	106	低位舌	58
食生活習慣	14	低位乳歯	111
褥瘡性潰瘍	100	デンタルプラーク	12
ショ糖	4, 40		
心理的要因	68	**な行**	
		乳歯	76
スクロース	40	乳歯の陥入	88
舌小帯	72	寝かせ磨き	24
舌小帯強直症	104	ネグレクト	84
舌小帯伸展術	104	粘液嚢胞	107
舌小帯短縮症	104		
摂食・嚥下	6	**は行**	
舌突出反射	22	歯ぎしり	66
舌癖	54, 72	歯の外傷	84
先天性歯	100	歯の黒ずみ	88
		歯の交換期	64
象牙質	90	歯の破折	90
象牙質形成不全症	113	歯ブラシ外傷	96
側音化構音	72	歯磨剤	32
咀嚼筋	36	歯磨き習慣	26
卒乳	8	歯磨き準備期	22
ソブリヌス菌	8	反対咬合	58, 60
た行			
		フッ化物	14
第一大臼歯	42	フッ化物歯面塗布	32

フッ化物洗口 ……………………… 34
不溶性グルカン ………………… 40
分葉舌 ……………………………… 104

・
ヘルペス性歯肉口内炎 ………… 101
ペングリップ ……………………… 28
変色 ………………………………… 88

・
萌出性血腫 ……………………… 105
萌出性嚢胞 ……………………… 105
保存液 ……………………………… 94
母乳 ………………………………… 4
哺乳ビン ………………………… 4, 8

ま行

丸呑みする子 …………………… 78
丸呑みの習慣 ………………… 76, 80

・
ミュータンス菌 …………… 4, 8, 40

・
むし歯 …………………………… 2, 84
むし歯誘発能 …………………… 38

や行

癒合歯 …………………………… 110
指しゃぶり …………… 50, 54, 72

養育の放棄 ……………………… 84
幼児型嚥下 ……………………… 58
幼児食 …………………………… 76

ら行

リガフェーデ病 ………………… 100
離乳期 ………………………… 6, 76
離乳食 …………………………… 76
離乳の中期食 …………………… 76

＊＊＊
6歳臼歯 ……………………… 30, 42
Blanchテスト ………………… 103

■著者

朝田　芳信（あさだ　よしのぶ）　鶴見大学歯学部教授
一般社団法人　日本口腔育成学会理事長
一般社団法人　日本小児歯科学会前理事長
日本学術会議連携会員
鶴見大学歯学部附属病院　病院長
（主な著書）
保育者が知っておきたい子どものむし歯予防と実践ポイント（学建書院）
小児の口腔科学（学建書院）
歯科衛生士教本　小児歯科（医歯薬出版）
小児歯科マニュアル（南山堂）

■イラスト

重田　優子（しげた　ゆうこ）　鶴見大学歯学部講師

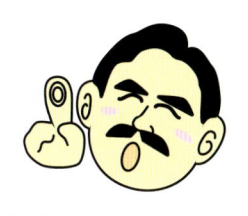

保育者が知っておきたい
子どもの歯と口の病気　—その対応と予防—

2013年 8月 1日　第1版第1刷発行
2014年 8月10日　第1版第2刷発行

著　者　朝田　芳信
発行者　木村　勝子
発行所　株式会社 学建書院
〒113-0033　東京都文京区本郷 2-13-13　本郷七番館 1F
TEL (03) 3816-3888
FAX (03) 3814-6679
http://www.gakkenshoin.co.jp
印刷製本　三報社印刷㈱

ⓒYoshinobu Asada, 2013　［検印廃止］

JCOPY　〈㈳出版者著作権管理機構　委託出版物〉
本書の無断複写は著作権法上での例外を除き禁じられています．複写される場合は，そのつど事前に，㈳出版者著作権管理機構（電話 03-3513-6969, FAX 03-3513-6979）の許諾を得てください．

ISBN978-4-7624-0685-0

保育者が
知っておきたい
シリーズ

むし歯を知る
予防法を知る
食習慣を考える
予防法を実践

保育者が知っておきたい子どもの むし歯予防と実践ポイント

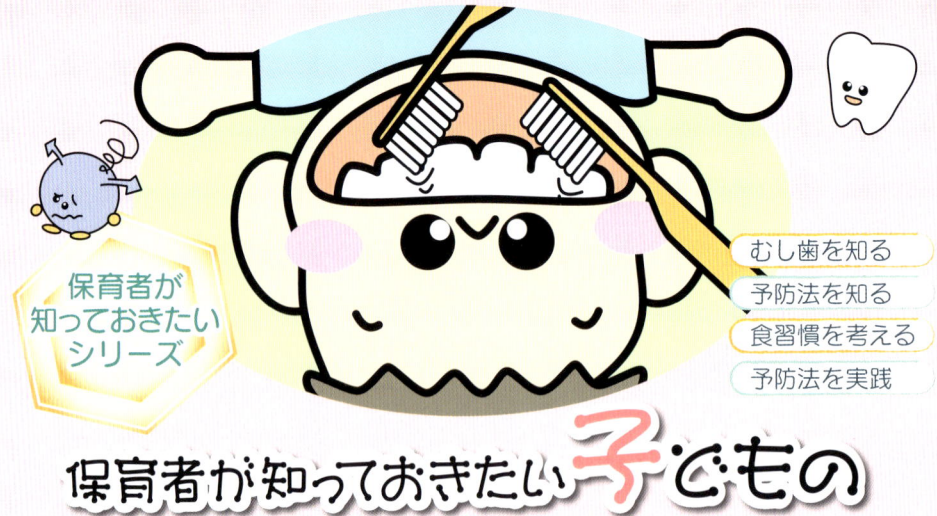

鶴見大学歯学部教授　朝田芳信　著　　　鶴見大学歯学部講師　重田優子　絵

A5判/カラー/122頁/定価（本体1,800円＋税）/ ISBN978-4-7624-0689-8

もくじ
1　むし歯を知る
2　母乳やイオン飲料とむし歯について
3　食習慣を考える
4　歯磨きを実践する
5　シーラントを知る
6　フッ化物の用い方
7　歯の形とむし歯の関係を知る
8　むし歯と遺伝との関係を知る
9　第一大臼歯（6歳臼歯）をむし歯から守る
10　年齢からみたむし歯予防のポイント

内容見本

1 どうしてむし歯になるの？

人間を含む生き物にとって「生きることは食べること」です。食べる機能に密接にかかわる歯は、その表面をエナメル質という、体のなかで最も硬い組織で守られています。そして、歯は、硬いだけでなく、第二のエナメル質とよばれる唾液によっても守られています。ところが、むし歯の原因菌の1つであるミュータンス菌がたくさん口の中にいると、食べ物に含まれている糖質を栄養源に、乳酸や酢酸をつくり出し、その結果、エナメル質が溶け、むし歯になります。

もう少しわかりやすくお話ししましょう。歯の表面に付着した歯垢（デンタルプラーク）を想像してみてください。歯垢は、食べかすというよりも細菌の集団で、むし歯の原因菌が糖と出会うことでつくられるネバネバ物質です。歯垢がつくられてすぐは歯ブラシで取り除くことができますが、時間の経過とともにバイオフィルムへと変わっていきます。

バイオフィルムとは、いろいろな細菌が住みつき、1つの都市を形成するかのように巧みに細菌同士のネットワークがつくられたものです。当然のことながら、バイオフィルムで覆われた歯は、強い酸により歯の表面が溶け出します。そして、困ったことに、バイオフィルムは歯ブラシだけでは取り除くことができません。そのため、口の中のむし歯菌の絶対量を減らし、バイオフィルムをつくらせないことが大切です。

実践したいこと
いつも同じところに磨き残しがあると、歯垢は、時間の経過とともにバイオフィルムに変わってしまいます。自己流ではなく、専門家による歯磨き指導を受けることが大切です。

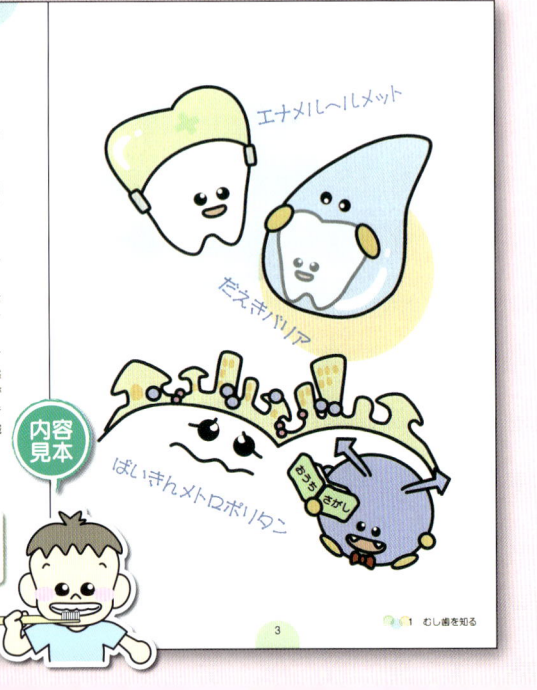